生物陶瓷材料在临床牙髓治疗中的应用
Bioceramic Materials in Clinical Endodontics

生物陶瓷材料
在临床牙髓治疗中的应用
Bioceramic Materials in Clinical Endodontics

（立）萨乌留斯·德鲁克泰尼斯
（Saulius Drukteinis）
　　　　　　　　　　　　　主编
（英）乔赛特·卡米莱丽
（Josette Camilleri）

刘　贺　喻　健　主译

沈　雅　主审

北方联合出版传媒（集团）股份有限公司
辽宁科学技术出版社
沈　阳

图文编辑

杨　帆　刘　娜　张　浩　刘玉卿　肖　艳　刘　菲　康　鹤　王静雅　纪凤薇　杨　洋

First published in English under the title
Bioceramic Materials in Clinical Endodontics
Edited by Saulius Drukteinis and Josette Camilleri
Copyright © Springer Nature Switzerland AG, 2021.
This edition has been translated and published under licence from
Springer Nature Switzerland AG.

©2023，辽宁科学技术出版社。
著作权合同登记号：06-2023第147号。

图书在版编目（CIP）数据

生物陶瓷材料在临床牙髓治疗中的应用 /（立）萨乌留斯·德鲁克泰尼斯（Saulius Drukteinis），（英）乔赛特·卡米莱丽（Josette Camilleri）主编；刘贺，喻健主译. — 沈阳：辽宁科学技术出版社，2023.10

ISBN 978-7-5591-3133-1

Ⅰ.①生… Ⅱ.①萨…②乔…③刘…④喻… Ⅲ.①陶瓷—生物材料—应用—牙髓病—治疗 Ⅳ.①R318.08②R781.305

中国国家版本馆CIP数据核字（2023）第143153号

出版发行：辽宁科学技术出版社
　　　　　（地址：沈阳市和平区十一纬路25号　邮编：110003）
印　刷　者：深圳市福圣印刷有限公司
经　销　者：各地新华书店
幅面尺寸：170mm×240mm
印　　张：6.5
插　　页：4
字　　数：130千字
出版时间：2023年10月第1版
印刷时间：2023年10月第1次印刷
策划编辑：陈　刚
责任编辑：杨晓宇
封面设计：袁　舒
版式设计：袁　舒
责任校对：李　霞

书　　号：ISBN 978-7-5591-3133-1
定　　价：98.00元

投稿热线：024-23280336
邮购热线：024-23280336
E-mail:cyclonechen@126.com
http://www.lnkj.com.cn

审译者名单
Reviewer & Translators

主　审

沈　雅

主　译

刘　贺　喻　健

副主译

张　璐

杨宏业

荣　丽

仇　宁

译　者

仇　宁　苏州口腔医院湖东门诊

刘　贺　加拿大英属哥伦比亚大学牙医学院牙体牙髓系

张洪波　广州医科大学附属口腔医院牙周病科

张　璐　武汉大学口腔医院儿童口腔科

杨宏业　武汉大学口腔医院口腔修复科

荣　丽　滨州医学院附属医院口腔内科

赵崚桇　乌鲁木齐市经济开发区第二人民医院口腔科

郝　晶　杭州口腔医院牙体牙髓科

喻　健　武汉大学口腔医院儿童口腔科

主审简介
Reviewer

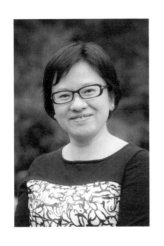

沈 雅

工作单位

加拿大英属哥伦比亚大学牙医学院牙体牙髓系

个人简介

教授，博士研究生导师。加拿大英属哥伦比亚大学牙医学院牙体牙髓系主任，国际交流部部长。曾担任《Visual Endodontics》共同主编、《Endodontic Topics》副主编；现担任《Bioactive Materials》副主编、《International Endodontic Journal》编委，国际权威教科书《Ingle's Endodontics（第7版）》《Textbook of Endodontology（第3版）》编委。发表SCI论文近200篇。

主译简介
Chief Translators

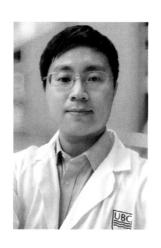

刘　贺

工作单位

加拿大英属哥伦比亚大学牙医学院牙体牙髓系

个人简介

牙医学博士项目临床及科研指导教师。主要研究领域为口腔生物材料、先进牙科技术和临床研究。微信公众平台"牙髓"、Facebook学术交流平台"Endo牙髓"创始人。担任生物材料领域顶级学术期刊《Bioactive Materials》（IF: 18.9）编委、社交媒体编委、客座编辑，美国牙髓专科医师学会会刊《Journal of Endodontics》科学顾问委员会成员，20余本SCI学术期刊审稿人。在《Bioactive Materials》《Journal of Dentistry》《Journal of Endodontics》等学术期刊发表论文40余篇，其中以第一作者或通讯作者身份发表论文20余篇。主译牙体牙髓病学专业学术著作6部：《牙髓病学：生物学与临床视角》（2020）、《临床牙髓再生技术》（2021）、《根管再治疗》（2022）、《微创牙髓治疗技术》（2023）、《牙髓与牙周病变》（2023）、《生物陶瓷材料在临床牙髓治疗中的应用》（2023）；副主译1部：《牙髓病诊疗：原理与实践（第5版）》（2017）。

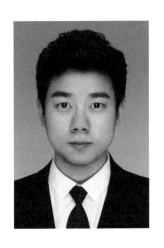

喻　健

工作单位

武汉大学口腔医院儿童口腔科

个人简介

医学博士，毕业于武汉大学口腔医学院。加拿大英属哥伦比亚大学牙医学院博士后。武汉大学口腔医院副主任医师、硕士研究生导师。中华口腔医学会儿童口腔医学专业委员会青年委员。主要从事口腔生物材料及硬组织再生修复的科研工作和儿童口腔领域的临床与教学工作。近5年主持国家自然科学基金等多项课题。以第一作者或通讯作者身份发表SCI论文10余篇。授权国家发明专利3项。曾获军事科学技术进步奖三等奖1项，湖北省住院医师规范化培训优秀带教老师及师资理论授课一等奖。

前言
Preface

随着亲水性硅酸钙材料的出现以及临床应用，牙髓治疗的标准、策略不断经历革新。近年来，这些新型材料及相关临床新技术已经进行了大量体外、体内研究，取得了与传统材料和技术相似或更优越的结果。

本书根据亲水性硅酸钙材料的化学特性对其进行分类，重点介绍了目前市场上的新型材料及这些材料在日常临床实践中的应用。还回顾了现代牙髓治疗的经典技术、经过改良的技术及新技术。

第1章和第2章系统地回顾了亲水性硅酸钙材料，介绍了这些材料的特点并进行分类，最后分析了这些材料的物理、化学和生物学特性。第3章介绍了用于活髓保存治疗的材料和临床技术。第4章回顾了牙髓再生治疗的理念和临床技术。第5章着重介绍了常用的亲水性硅酸钙根管封闭剂以及与这些材料配合使用的根管充填技术。第6章重点介绍了处理根管治疗并发症的材料、方法和临床技术。第7章回顾了用于治疗年轻恒牙的亲水性硅酸钙材料和临床技术。

Saulius Drukteinis 于立陶宛维尔纽斯

Josette Camilleri 于英国伯明翰

致谢
Acknowledgements

感谢施普林格国际出版社的信任和支持，为我们提供了出版本书的宝贵机会。特别感谢项目负责人Markus Bartels博士以及管理本书整个写作、编辑、出版流程的Narendran Natarajan和Deepika Devan。

感谢本书其他编者：Stéphane Simon、Kerstin M. Galler、Matthias Widbiller、Luc C. Martens、Sivaprakash Rajasekharan的辛勤工作和卓越贡献。感谢在本书中分享图片的同事。特别感谢创作、编辑了本书中大量图片的Rousselos Aravantinos先生。还要感谢我们的家人、朋友和同事的鼓励、帮助与支持，让我们能够在专业道路上不断进取。

目录
Contents

扫一扫即可浏览
参考文献

第1章 牙髓治疗中生物陶瓷材料的分类

Current Classification of Bioceramic Materials in Endodontics

Josette Camilleri

1 引言

在过去几十年中，牙髓病学领域发生了很多变化。其中重要的变化包括：在放大和具有足够光照的视野下进行操作，超声波的使用以及在各种牙髓病治疗技术中使用三氧化矿物聚合体（MTA）。

在牙髓病治疗中为什么需要使用MTA？为什么这种材料如此受欢迎？有些医生对此一直感到困惑。MTA是一种具有X线阻射性的波特兰水门汀，是在牙科临床应用中获得专利的建筑材料，主要用于充填根尖和修补穿孔[1-4]。在这些操作中使用MTA的主要原因是波特兰水门汀的亲水性。对于这种材料，在建筑行业中有广泛的研究，研究证实波特

兰水门汀在有水的环境下可以提高其物理性能[5-7]。波特兰水门汀在牙髓治疗中的另一个重要特性是水合反应。当波特兰水门汀与水混合时，其中的硅酸三钙、硅酸二钙和铝酸三钙会发生水合反应形成硅酸钙水凝胶。硅酸盐反应产生氢氧化钙。硫酸钙（制造商添加到波特兰水门汀中）和铝酸盐相互作用产生钙矾石和一硫酸盐。氢氧化钙的形成使得波特兰水门汀具有多种用途，可用于所有符合氢氧化钙适应证的操作，包括活髓保存治疗。因此，MTA最重要的特性是其特殊的化学性质、水合反应和亲水性。MTA特殊的化学性质和亲水性，使其成为牙髓治疗中一种非常独特的材料，有学者建议将MTA归类为亲水性硅酸钙水门汀[8]。自从MTA的专利保护期满以来，几种具有类似化学性质的材料已经被应用到临床实践中。下文将对这些材料进行探讨。

J. Camilleri (✉)
University of Birmingham, Birmingham, UK
e-mail: J.Camilleri@bham.ac.uk

© Springer Nature Switzerland AG 2021
S. Drukteinis, J. Camilleri (eds.), Bioceramic Materials in Clinical Endodontics,
https://doi.org/10.1007/978-3-030-58170-1_1

2　亲水性水门汀的分类

目前，临床上应用的各种亲水性水门汀不是简单的波特兰水门汀和X线阻射剂——氧化铋的混合物。这些材料已经过改性，因此有必要对其进行分类。可以根据亲水性水门汀的用途进行分类（表1.1）[9]。该分类有助于医生了解以上材料的研发背景及其遵循的具体标准。

也可以根据其化学性质进行分类[9]。MTA最初的配方是波特兰水门汀与X线阻射剂。图1.1显示了亲水性水门汀的不同组分，这有助于根据其化学性质进行分类。亲水性水门汀的四大组分是水门汀、X线阻射剂、载体和添加剂。这些组分的不同组合产生不同类型的亲水性水门汀。

目前市场上存在5种类型的亲水性硅酸钙水门汀（表1.2）。为了改善MTA的性能，制造商研发了不同类型的

表1.1　根据亲水性水门汀在牙髓治疗中的具体用途进行分类

位置	具体用途
髓腔内	盖髓剂
	用于牙髓再生治疗
根管内	根管封闭剂
	用于根尖屏障术
	用于修补穿孔
根管外	根管倒充填材料
	用于修补穿孔

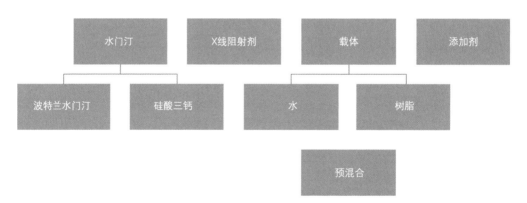

图1.1　临床中使用的各种亲水性水门汀的主要组分。

表1.2　根据亲水性硅酸钙水门汀的化学成分进行分类

类型	水门汀	X线阻射剂	添加剂	水
1	波特兰水门汀	含/不含	不含	混合
2	波特兰水门汀	含	含	混合
3	波特兰水门汀	含	含	不混合
4	硅酸三钙/硅酸二钙	含	含	混合
5	硅酸三钙/硅酸二钙	含	含	不混合

水门汀。这些水门汀的主要区别是其组分（波特兰水门汀或硅酸三钙材料）。尽管X线阻射剂可能影响某些水门汀的特性，但是不会从根本上改变水门汀的化学性质，因此没有单独进行分类。其他分类是根据材料中是否含添加剂，是否需要与水混合，或者属于预混合注射式材料，与环境中的液体作用而固化[9]。

1型包括所有基于波特兰水门汀的材料，含或不含X线阻射剂，不含添加剂，需要与水混合。MTA属于1型材料，ProRoot MTA（Dentsply，Tulsa，OK，USA）是其中的代表性产品。不含X线阻射剂的医用级波特兰水门汀（Medcem，Vienna，Austria）也属于1型水门汀。大部分其他品牌的MTA都含添加剂，属于2型水门汀。添加剂的目的是促进氢氧化钙的早期释放，例如MTA Angelus（Angelus，Londrina，Brazil）中的氧化钙[10]；提高生物活性，例如Bio MTA+（Cerkamed，Stalowa Wola，Poland）中的羟基磷灰石；改善机械性能、缩短固化时间，例如MM-MTA（Coltene Micro-Mega，Besancon，France），其中碳酸钙作为填料、氯化钙作为催化剂[11]。通过其他载体来替代水的水门汀属于3型，包括Endoseal（Gangwon-do，South Korea）及类似的预混合材料。这些水门汀的固化时间取决于周围环境中的水分。MTA Fillapex

主要由水杨酸盐树脂组成，TheraCal具有光固化亲水性树脂基质，这些材料是否可以归类于亲水性水门汀仍存在争议。

4型（Biodentine，Septodont，Saint-Maur-des-Fossés，France；BioAggregate，BioCeramix Inc.，Vancouver，Canada）和5型（TotalFill，FKG，La Chaux-de-Fonds，Switzerland）是硅酸三钙基质材料。4型需要与水混合，而5型则是预混合。"预混合"一词并不恰当，因为材料中并不含有水合作用中必要的成分（水）。"预混合"材料必须具有所有成分并且具有水合阻断剂以阻止固化，而5型并非如此。

使用硅酸三钙材料的主要目的是代替波特兰水门汀。由于波特兰水门汀中存在铝、铬、砷、铅等微量元素，人们开始使用其他材料来代替波特兰水门汀。BioCeramix公司（Vancouver，Canada）将硅酸三钙作为波特兰水门汀的替代品，并申请了专利。该公司在2006年专利申请书（7553362）中提供了亲水性水门汀的无铝配方[12]。最初的配方是水粉剂型：BioAggregate（BioCeramix Inc.，Vancouver，Canada），属于4型水门汀。后续研究认为，动物模型的血清中发现微量的铝，可能会产生潜在毒性[13]，并导致大脑氧化应激[14]。波特兰水门汀的另一个问题是微量元素水平高于亲水性水门汀的ISO标准[15]。该标准仅详细规定了磷酸锌及聚羧酸水门汀中酸提取砷和铅的含量，以及玻璃离子水门汀中铅的含量。铬的含量也有所上升。尽管酸提取砷和铅的含量高于ISO标准[16-18]，并且有些品牌高于其他品牌[19-22]，但是在沥滤液中只检测出极少量重金属[18,23]。在实验动物的大脑和肾脏中都检测出微量的铝[24]，这是值得关注的问题。

除了替代波特兰水门汀之外，BioCeramix公司[25-26]和Septodont公司[27-28]的专利中还使用添加剂来提高材料的性能。BioCeramix公司的专利配方中，添加了磷酸二氢钙[12,25-26]；而Septodont公司通过添加碳酸钙、水溶性聚合物和氯化钙来提高材料的性能[27-28]。此外，X线阻射剂也用来替代氧化铋。

BioCeramix公司的预混合材料也获得了专利[29]。目前这些材料已进入市场，例如EndoSequence BC（Brasseler，Savannah AU，USA）、TotalFill（FKG，La Chaux-de-Fonds，Switzerland）和iRoot（BioCeramix Inc.，Vancouver，Canada）。虽然它们属于不同的品牌，但却是同一种材料。

3　生物陶瓷材料和亲水性硅酸钙水门汀

目前生物陶瓷材料的定义还存在争议。一般认为，生物陶瓷材料是对于所有种类亲水性硅酸钙水门汀的统称。第一种用于牙髓治疗的生物陶瓷材料是BioAggregate（BioCeramix Inc.，Vancouver，Canada）[30]。该产品在发明专利中被命名为"生物陶瓷"[12]。因此，"生物陶瓷"指代硅酸三钙基新型材料，表示水门汀类型的变化以及其成分中不含铝。早期发表的一些论文也将用于临床的硅酸三钙水门汀命名为"生物陶瓷"[31-32]。因此，可以得出这样的结论："生物陶瓷"这一新的术语是为了区分硅酸三钙水门汀和波特兰水门汀的，表明生物陶瓷更纯正、生物活性更佳。

4　临床表现

亲水性水门汀除了具有显著的化学特性外，在临床中还具有不同的混合及输送方式（图1.2）。

5　结论

牙髓治疗中的生物陶瓷材料由实验室级别化学制品合成的硅酸三钙水门汀组成，其成分中不含铝。这些生物陶瓷材料被归类为4型和5型亲水性硅酸钙水门汀，具有特定的化学成分与材料特性。

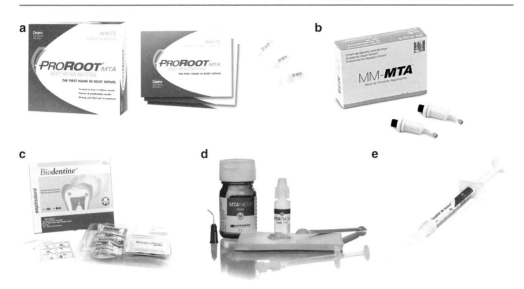

图1.2　临床上常见的亲水性硅酸钙水门汀。（a）ProRoot MTA粉末/液体。（b）MM-MTA胶囊和混合枪。（c）Biodentine®胶囊，不需要混合枪或注射器输送。（d）MTA Flow粉末/液体，通过一次性注射器进行输送。（e）TotalFill BC预混合注射式材料。

第2章 生物陶瓷材料的特点与性能

Characterization and Properties of Bioceramic Materials for Endodontics

Josette Camilleri

1 引言

生物陶瓷是一种特殊的牙髓治疗材料，主要由人工合成的硅酸三钙组成，硅酸三钙是在严格的条件下由实验室级原料制成，并且不含铝[1]。生物陶瓷材料包含X线阻射剂和增强其性能的添加剂。一些生物陶瓷材料在使用时需要与水混合（4型），而另一些是预混合的（5型），其中预混合生物陶瓷粉末悬浮在载体中，与潮湿的牙体组织接触时会发生固化。每种特定用途的生物陶瓷材料的属性各不相同。我们将讨论这些材料在牙齿冠部、根管内或根管外的使用特点。讨论这些材料的化学、物理和机械性能，生物学和抗菌特性，临床用途及相互作用。还将讨论每种材料的临床成功率。

2 用于牙齿冠部的生物陶瓷材料

亲水性硅酸钙水门汀在牙齿冠部的应用指征包括恒牙直接、间接盖髓术，牙髓切断术等活髓保存技术。此外也应用于年轻恒牙诱导牙根发育（根尖诱导成形术），并且可以作为牙髓再生治疗的屏障材料。

4型和5型水门汀都适合在牙齿冠部使用。然而，预混合生物陶瓷材料在以往并没有应用于冠部。这可能是由于冠部的牙体组织中缺乏使预混合生物陶瓷材料固化的水分，也有可能是由于固化时间过长，不利于临床操作或使临床操作复杂化。亲水性硅酸钙水门汀应用于冠部最重要的特征是释放钙离子。钙离子的释放不仅促进钙化屏障的形成、增强生物活性，在生物陶瓷材料的抗菌活性方面也具有重要作用[2]。

J. Camilleri (✉)
University of Birmingham, Birmingham, UK
e-mail: J.Camilleri@bham.ac.uk

© Springer Nature Switzerland AG 2021
S. Drukteinis, J. Camilleri (eds.), Bioceramic Materials in Clinical Endodontics,
https://doi.org/10.1007/978-3-030-58170-1_2

2.1　化学、物理和机械性能

在活髓保存治疗中，材料的重要性能包括固化时间、表面硬度和颜色稳定性。这些性能可以通过添加剂和恰当的X线阻射剂来实现。

Biodentine®（Septodont，Saint-Maur-des-Fossés，France）是一种专门研发用于活髓保存治疗的亲水性材料，属于4型生物陶瓷材料，可以与水混合进行水合反应，主要成分是硅酸三钙。添加剂包括粉末中的碳酸钙；液体成分中的氯化钙、水溶性聚合物。水溶性聚合物与少量的水分混合即可获得一样的稠度[3-5]，并且与碳酸钙一起混合使材料更坚固[6-7]。Biodentine®的固化时间由氯化钙决定[8-10]。氧化锆作为X线阻射剂不会造成牙齿变色[11-13]。

Biodentine®与其他类似的材料相比，钙离子释放的初始速度更快[14-15]，这是由于碳酸钙的相互作用提高了反应速度[6]。Biodentine®可以与牙齿扩散到材料界面的少量水分很好地发生水合反应[16]。

2.2　生物学和抗菌特性

Biodentine®可促进人牙髓细胞增殖，提高碱性磷酸酶活性[17-20]，促进反应性、修复性牙本质形成[21]，这对于盖髓术和根尖诱导成形术至关重要。

Biodentine®还可以促进人体干细胞增殖、分化为成牙本质细胞[21-22]，因此可以用作牙髓再生治疗中的屏障材料。Biodentine®还具有其他生物学特性，包括牙本质基质蛋白的表达和释放[23]，具有抗炎和诱导牙髓再生的能力[24]。此外还可以增强矿化组织的形成[25-27]。

Biodentine®及其沥滤液[15]还具有抗菌作用[28-31]。Biodentine®钙离子的释放至关重要，特别是对于材料的抗菌性[2]。

2.3　临床用途和相互作用

亲水性硅酸钙水门汀与牙本质、牙髓直接接触，其上方是修复材料。材料的反应性使其在临床表现上具有很大的挑战性。亲水性水门汀覆盖的牙本质是龋坏的牙本质，而不是健康的牙本质。由于微生物的影响和特殊的牙本质微观结构，使得龋坏牙本质的粘接具有挑战性。在使用亲水性水门汀之前，使用次氯酸钠处理牙本质可以增强材料与牙本质的结合[32]，次氯酸钠还可以减少微生物数量。因此，欧洲牙髓病学会的指南中推荐使用次氯酸钠来处理牙本质[33]。

研究证实，Biodentine®与牙本质之间会相互作用，牙本质-材料界面的元素迁移，导致界面的牙本质形成矿物浸润区[34]。然而，这种观点一直存在争议，因为在硅迁移最显著的界面上没有钙和磷的交换[35]，界面区存在磷酸钙的沉积[36-37]。此外，玷污层的去除是否能够改善材料与牙本质的相互作用还没有得到深入研究；然而使用17%EDTA处理1分钟，能使牙本质–材料界面更紧密[35]。

亲水性水门汀与血液之间也会相互作用，并且在用于牙髓再生治疗时，会形成碳酸钙[38]。在冠部使用亲水性硅酸钙材料面临的另一个挑战是牙齿的修复，特别是需要与水混合使用的材料。研究证实，Biodentine®足够坚固，可作为临时充填材料使用6个月[38]，是修复牙齿的理想材料。复合树脂修复过程中的酸蚀会破坏亲水性水门汀的微观结构（图2.1a），降低亲水性水门汀的强度[40]。此外，复合树脂与亲水性水门汀之间的粘接强度较弱[41-47]，而且并不持久[48]。酸蚀后，在牙本质–材料界面会出现明显的间隙（图2.1b，c）。缩短酸蚀时间可以减少材料的破坏，但是不会提高粘接强度[49]。目前对于亲水性水门汀是使用后延迟修复还是即刻修复，还没有定论[39,50-51]。主要问题在于亲水的Biodentine®和疏水的粘接系统具有不同的化学性质（图2.2）[16]。

研究证实，Biodentine®具有与MTA相似的临床性能[52]，可以形成类似的牙本质桥[53]。通过CBCT进行评估，发现Biodentine®进行间接盖髓，临床成功率更高[54-55]。Biodentine®用于恒牙部分和

完全牙髓切除术时，可以治疗不可复性牙髓炎[56-57]。

3　用于根管内的生物陶瓷材料

亲水性硅酸钙材料可以作为根管封闭剂用于单尖充填，也可以用于年轻恒牙制备根尖屏障。根管内使用的亲水性水门汀，有些需要与水混合，有些是预混合的。

3.1　化学、物理和机械性能

大多数品牌的亲水性硅酸钙根管封闭剂的化学成分非常相似。硅酸三钙和氧化锆X线阻射剂作为主要的胶体相[58]。根管封闭剂必须遵守ISO 6976:2012标准[59]。然而，该标准主要针对与测试媒介不发生相互作用的封闭剂，因此使用该标准来评价亲水性水门汀并不恰当[60]。该标准推荐的测试媒介是液体，然而在一些研究中通过这些媒介（特别是生理溶液）来测试根管封闭剂的溶解度会产生不同，甚至相反的结果[60]。因此，一些研究报道的亲水性根管封闭剂的溶解度可能被夸大[61-62]。

需要与水混合的封闭剂与预混合封闭剂具有完全不同的性能。当根管干燥时，BioRoot™ RCS（Septodont，Saint-Maur-des-Fossés，France）可以完全固化。预混合根管封闭剂，例如TotalFill®

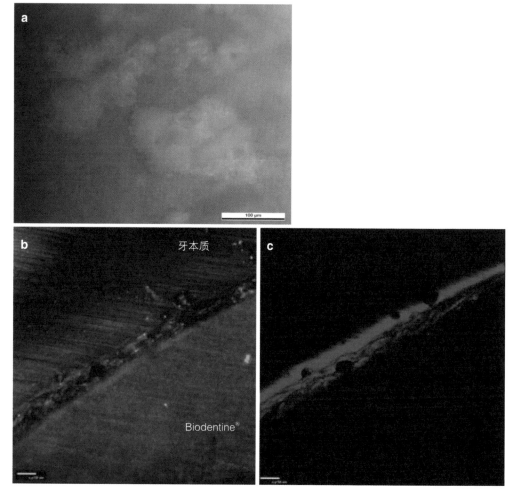

图2.1 （a）光学显微镜观察发现，37%磷酸处理后Biodentine®的表面发生改变。（b）共聚焦显微镜观察发现，酸蚀后Biodentine®与牙本质的界面出现间隙。（c）染色后显示牙本质与Biodentine®之间的空隙。（经Camilleri授权转载[40]）

BC Sealer™（FKG，La Chaux-de-Fonds，Switzerland）则没有固化[58]。因此，根管充填前应根据所使用的封闭剂类型来决定是否需要完全干燥根管。

BioRoot™ RCS的最终固化时间是（324±1）分钟，比AH Plus固化时间短[63]。大多数亲水性水门汀封闭剂的流动性和成膜厚度符合ISO 6976:2012的标准[59]。不同封闭剂的X线阻射值不同，但是大多数高于ISO标准（3mm厚铝板）[58,63]。

不同封闭剂的钙离子释放水平不同。添加剂可以减少钙离子的释放，例如TotalFill® BC Sealer™中的磷酸二氢钙[64]。TotalFill® BC Sealer™钙离子的释放低于BioRoot™ RCS[58]。除了限制氢氧

图2.2　背散射扫描电子显微镜观察Bio-dentine®与复合树脂的界面，显示复合树脂与粘接系统之间良好的适应性，粘接剂中存在裂缝，Biodentine®与粘接系统的适应性较差。（经Camilleri等授权转载[16]）

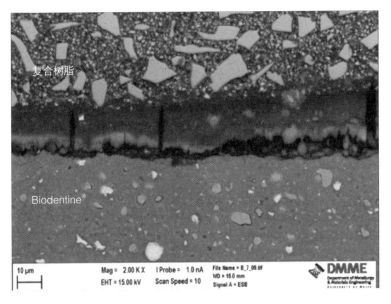

化钙形成的添加剂以外，预混合封闭剂中依赖周围水的水合作用及离子的扩散释放，也都将进一步延迟或限制钙离子的释放。研究认为，微生物也会抑制BioRoot™ RCS 释放钙离子[65]。

3.2　生物学和抗菌特性

由于根管封闭剂与牙周韧带、根尖周骨组织接触，因此其生物学特性至关重要。亲水性封闭剂的细胞增殖率较高[66-70]。细胞毒性呈剂量依赖性[71]，并且其特殊的化学性质影响细胞活性、细胞附着和迁移速率。钙离子释放水平较高的材料，细胞毒性更高[72-73]。亲水性封闭剂也具有成骨[73-74]和抗炎作用[74]。

亲水性硅酸钙封闭剂具有抗菌性[75-77]，尽管最初的抗菌性（尤其是存在细菌生物膜的情况下）在早期受到限制[77]。联合应用次氯酸钠和亲水性封闭剂的抗菌效果优于两者本身的抗菌效果。因此，当两者联合应用时，可取得更好的抗菌效果[78]。

3.3　临床用途和相互作用

亲水性封闭剂与牙本质的相互作用与活髓保存治疗中的生物陶瓷材料类似。研究表明，封闭剂-牙本质界面存在元素迁移，特别是硅元素（图2.3）[79-80]。

由于亲水性封闭剂容易受到环境变化的影响，因此冲洗液的化学成分至关重要。根管治疗中经常使用的冲洗液包括次氯酸钠、EDTA和氯己定。次氯酸钠增强亲水性封闭剂的抗菌效果[78]。去除玷污层，使树脂封闭剂与暴露的胶原蛋白更好地结合，然而如果使用钙螯合剂去除矿物质并暴露胶原蛋白，亲水性封闭剂中矿物质的相互作用就不会发生[79-80]。此外，根管中残留的钙螯合剂（例如EDTA）会使封闭剂的化学性质发生改变[81]。在推出实验中，EDTA会使亲水性封闭剂的粘接强度降低[82]。因此，建议在充填根管之前，使用水或生理盐水进行冲洗，去除根管中残留的EDTA。由于玷污层中可能存在细菌，因此仍建议在根管充填前去除；在获得更多证据之前，临床治疗方案应保持不变。有必要进行研究来确定与亲水性封闭剂相匹配的冲洗方案。

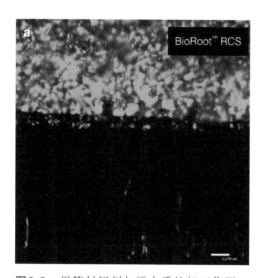

图2.3 根管封闭剂与牙本质的相互作用。（a）BioRoot™ RCS与牙本质接触，牙本质–材料界面处可观察到封闭剂突起和矿物渗透区。（b）BioRoot™ RCS与牙本质接触时，扫描电子显微镜和能量色散图显示界面的微观结构及元素迁移。（经Kebudi Benzra等授权转载[79]）

根据生物矿化的理念，有学者推荐使用磷酸盐缓冲液进行最终冲洗[83]。但是，生物矿化会影响封闭剂的抗菌性[84]。这对于单尖充填技术更为重要，因为该技术中封闭剂的量更大。

热牙胶充填过程中产生的热量容易使水溶性封闭剂干燥，例如BioRoot™ RCS[85]，但不会影响充填的质量[86]。所有预混合封闭剂都可以从周围环境中吸收水分，因此不容易受温度变化的影响[87-88]，包括TotalFill® BC Sealer HiFlow™（FKG，La Chaux-de-Fonds，Switzerland）这种专门用于热牙胶的封闭剂。

4   用于根管外的生物陶瓷材料

亲水性硅酸钙水门汀可用于根管外科手术、根管穿孔的修补。这些材料也可用于非手术修补根管穿孔以及年轻恒牙根尖屏障术。

4.1   化学、物理和机械性能

用于根尖手术的材料必须具有X线阻射性，以便在患者随访时进行X线检查，还应具有较低的溶解性且便于操作。材料强度和固化时间并不重要。TotalFill® BC RRM™（FKG，La Chaux-de-Fonds，Switzerland）是专门用于修复牙根的材料，具有不同的黏稠度，以

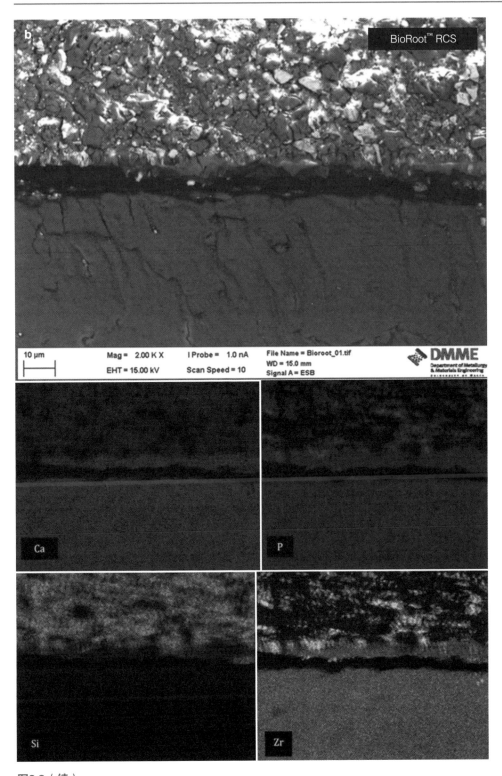

图2.3（续）

方便操作。这些材料还具有足够的X线阻射性[89]。

根尖充填材料的溶解度和冲失度是需要考虑的主要因素，然而目前没有标准化的方法来检测这些指标。ISO 6976标准[59]不适用于亲水性材料，更不适用于根尖充填材料。亲水性水门汀的优点是定量调拌或预混合，粉/液比固定。

4.2　生物学和抗菌特性

亲水性牙根修复材料（例如Total-Fill® BC RRM™）具有与MTA类似的生物活性[90-94]，尽管在未完全固化前的早期阶段TotalFill® BC RRM™的生物活性相对低一些[91,93]。这些材料可促进成骨细胞分化[90]。使用MTA或亲水性牙根修复材料后，根尖周组织的炎性反应很轻微或者没有炎性反应[95]。这些材料对一些菌株具有抗菌性[96-97]。

4.3　临床用途和相互作用

当亲水性水门汀用作根尖充填材料时，与血液相互作用形成碳酸钙[98]，而不是预期的磷酸钙，而磷酸钙的形成被视为材料生物活性的标志。使用次氯酸钠可提高亲水性牙根修复材料的推出强度[99]。

在使用超声制备的根尖窝洞中，亲水性牙根修复材料与MTA相比，具有更强的推出强度[100]。BC RRM™作为根尖倒充填材料具有超过90%的成功率[101-103]，可以与MTA相媲美[101-102]。亲水性牙根修复材料与MTA通过根尖片评估的成功率均高于通过CBCT进行评估[102]。

5　结论

为研发新一代亲水性硅酸钙材料，制造商不断对产品进行改良，推出了一系列性能优于传统MTA的材料，改善了材料的临床操作性，增强了物理性能和颜色稳定性。这些材料具有与MTA相似的生物学特性。必须进一步研究这些材料在临床环境中的特性，以制订合理的临床方案来增强材料的效果。

第3章 生物陶瓷材料在活髓保存治疗中的应用

Bioceramic Materials for Vital Pulp Therapy

Stéphane Simon

1 引言

近期研究表明,牙本质–牙髓复合体能够自我修复并形成矿化组织,为新的牙髓治疗方式带来了希望。这种治疗方式可以保护活髓,诱导反应性牙本质生成并重建血运[1]。牙髓是一种复杂且高度特化的结缔组织,被矿化物外壳包裹,血液供应有限。然而,牙髓组织的这些特点只是医生与研究人员在制定牙髓再生治疗策略时所面临的诸多挑战中的一部分。

盖髓术的主要目的是保护盖髓剂下方的组织免受各种外部刺激,特别是细菌的侵害。因此,充填物的放置和封闭质量至关重要。传统观点认为,冠方封闭是活髓保存治疗成功的唯一决定因素。在20世纪90年代,使用直接盖髓剂和复合树脂材料取得了良好的中期结果[2]。尽管术后1个月内治疗结果比较理想,但是材料的劣化导致封闭性被破坏,以及随后的细菌渗漏,这可能导致治疗数月后发生急性炎症反应或慢性牙髓坏死[3]。传统盖髓剂的缺陷使材料研发的生物学观点发生转变。学者认为牙髓创面彻底的生物性闭合及长期的封闭性必不可少。为此首先研发了生物活性材料,然后设计出旨在诱导牙本质桥形成的材料。

多年以来,氢氧化钙一直用作盖髓剂(纯氢氧化钙,或者为了便于操作与树脂结合使用)[4]。最知名的氢氧化钙盖髓剂是Dycal®(Dentsply,De Trey)。尽管将氢氧化钙直接覆盖到牙髓表面会诱导矿化物屏障形成(通常被错误地认为是"牙本质桥"),但是该屏障既不均匀也不与牙本质壁结合,无法形成持久的封闭[5]。此外,由于氢氧化钙会逐

S. Simon (✉)
Private Practice Limited to Endodontics, Paris
Diderot University, Rouen, France

© Springer Nature Switzerland AG 2021
S. Drukteinis, J. Camilleri (eds.), Bioceramic Materials in Clinical Endodontics,
https://doi.org/10.1007/978-3-030-58170-1_3

15

渐溶解，因此数月后可能会完全消失。

氢氧化钙已经不再是首选的盖髓剂。盖髓剂应具有一些特性，以下3个特性至关重要[6]：

• 即刻形成良好的封闭，以便在牙本质桥形成的最初几周内保护牙髓。

• 无毒性且具有生物相容性。

• 具有生物活性，可诱导牙髓与材料之间形成矿化物屏障。

当牙髓暴露时，成牙本质细胞层通常已被破坏。成牙本质细胞是唯一一种能够产生牙本质的细胞，因此为诱导矿化屏障的形成，必须诱导出可以分泌牙本质的新生成牙本质细胞。由于原始的成牙本质细胞高度分化并且是有丝分裂后细胞，因此不能像其他组织一样通过有丝分裂来补充，牙髓愈合过程需要激活再生机制[7]。

在牙髓组织的修复过程中，祖细胞通过趋化作用被募集到创口[8]。当祖细胞与盖髓剂接触后，会分化成分泌牙本质的细胞，并激活其生物学特性。在理想情况下，盖髓剂应激活以下3种反应：趋化反应、诱导细胞分化和激活牙本质的形成过程。但是，由于这些反应的作用机制尚未完全阐明，因此目前不可能研发出真正的生物导向材料。事实上，生物材料的治疗效果往往是在临床中偶然发现的。目前学者正在对这些材料进行研究，然而直到这些材料进入市场后，相关研究才开始进行。

牙本质是部分矿化的组织，其有机相由富含多种非胶原基质蛋白的Ⅰ型胶原蛋白基质组成。这些蛋白质最初由成牙本质细胞分泌，然后在矿化过程中被包裹和保护[9]。这些基质蛋白包括：大量的生长因子，例如组织生长因子-β（TGF-β）、血管内皮生长因子（VEGF）和肾上腺髓质素（ADM）。任何使牙本质脱矿的生物性过程（龋齿）或治疗过程（酸蚀）都会导致这些生长因子从基质中释放出来[10]。尽管大多数生长因子可能是由于唾液的作用而去除或分解，但其中一些能够通过牙本质小管扩散并到达牙髓[11]。

刺激生长因子从牙本质中释放的另一种方法是通过使用生物材料。当生物材料与牙本质接触时，可触发部分但在一定程度上可控的脱矿反应。当牙本质暴露于氢氧化钙[12]、三氧化矿物聚合体（MTA）[13]或粘接过程中使用的酸蚀剂[14]时，会释放牙本质基质蛋白。牙本质基质蛋白可诱导趋化反应、血管生成以及祖细胞向成牙本质细胞分化[15]。目前，没有可行的治疗方案来利用这些蛋白质的特性。

成牙本质细胞的特征在于其在牙本质矿化中的分泌及调节作用[16]。当龋病产生时，休眠的成牙本质细胞和处于"静止"阶段的牙本质合成被重新激活，形成第三期牙本质（即反应性牙本质）[17]。成牙本质细胞除了形成牙本质外，还具有其他两种特定作用：免疫功能和机械感受。通过其细胞膜上表达的Toll样受体（TLR），成牙本质细胞可以结合细菌毒素以激活细胞信号，并传递到下方结缔组织[18]。此外，成牙本质细胞膜表面的纤毛可发挥机械感受作用[19]。因此，成牙本质细胞可作为牙髓的保护屏障，通过抵御侵入者并产生信号以募集并激活常驻型和远程免疫细胞。成牙本质细胞可以将接收的信息转换为下方组织可理解的信息。成牙本质细胞对生长因子和生物刺激剂也特别敏感。当牙体组织由于龋病而脱矿时，释放牙本质基质蛋白，牙本质基质蛋白可以在牙本质小管中自由循环[15]。

2　牙髓炎症与愈合

　　炎症在牙科领域给人很强烈的负面印象。牙髓炎通常伴有疼痛（有时并不存在）和不良反应，会导致牙髓组织破坏、坏死。去除炎性牙髓组织可预防或治疗疼痛。这种操作具有侵入性，而且很难确定病变范围及进行微创治疗。由于难以确定牙髓炎症的范围，因此大多数情况下彻底摘除牙髓，进行根管治疗。

　　然而，尽管炎症会带来诸多不良反应，但是也能够发挥积极作用。炎症是组织愈合的第一步。炎症一方面可以清洁和消毒伤口，另一方面通过激活多种细胞因子的分泌来促进组织愈合和再生[20]。

　　在临床上，牙髓炎通常被分为"可复性"或"不可复性"。可复性是指当牙髓炎症得到控制后，炎症可以停止并愈合。当牙髓炎症进展至无法控制时，炎症过程"不可逆转"。该术语仅仅是与诊断因素（疼痛类型、持续时间等）相关的某种临床或治疗情况，这些"临床线索"无法提供关于组织炎症状态的确切信息。多年以前已有研究证实，牙髓炎的临床症状与组织的炎症状态之间缺乏相关性[21-22]。一些研究评估了牙髓炎症的标记物及其在诊断或治疗中的潜在作用[23]。尽管研究已证实这些标记物的存在，但是其具体信息仍不明确，因此还需要大量研究来开发出有效、可重复的诊断工具。

　　在这些标记物和诊断工具上市之前，医生必须使用现有手段来辅助诊断：患者的疼痛情况和牙髓活力测试（温度和电活力测试），然而以上手段的诊断效果并不理想。其他选择包括在牙髓暴露或进行部分牙髓切断术时的牙髓组织出血情况。炎症常导致牙髓血运增加，因此在临床上可通过观察牙髓组织的出血情况来判断组织是否存在炎症。在临床操作中，可以用湿棉球压迫牙髓组织1~2分钟，健康的牙髓组织能够止血。如果出血持续存在，表明可能仍然存在炎症组织，应继续去除，直到暴露出健康的牙髓组织。

由于不同的临床情况之间可能存在相当大的差异，并且不同医生对同一种临床情况有不同的解读，因此通过上述手段并不足以诊断牙髓组织是否发炎。此外，目前牙髓炎的临床诊断分为两类（可复性牙髓炎和不可复性牙髓炎），但是组织学研究认为，很难完全区分可复性牙髓炎与不可复性牙髓炎。因此，需要进行更多的研究以确定敏感性和特异性更强的标记物（生物学或临床标记物），研发出准确的诊断工具并改善长期的治疗结果。这样做至关重要，因为控制炎症仍然是盖髓术取得成功的关键。

3　盖髓术和生物材料

近年来，MTA逐渐成为首选的活髓保存治疗材料[3]。MTA的使用方法：将粉末置于玻璃板上，与水混合，使用专用的工具，例如MAP系统®（PDSA，Vevey，Switzerland），将MTA直接置于牙髓组织上。勿将MTA加压填塞，而是用纸尖或棉球轻轻加压，使其与牙髓和牙本质壁直接接触。制造商推荐在MTA固化后完成冠部永久修复，但是临床操作时建议在MTA充填后立即使用粘接性复合树脂修复牙齿。MTA需要超过4小时的固化时间，在操作过程中应避免冲洗已充填的MTA。如果在牙体预备过程

中需要冲洗牙齿组织，建议在放置MTA之前先完成此步骤。

通过体外和体内研究以及与氢氧化钙进行比较的临床试验，已证实MTA具有优越的生物学特性[24]。使用氢氧化钙进行盖髓可诱导形成牙本质桥，而使用MTA进行盖髓所形成的牙本质桥具有更好的组织学特性[3]。

MTA的主要缺点之一是临床操作难度大。此外，为了提高MTA的X线阻射性，制造商将氧化铋添加到MTA中，然而氧化铋可能导致牙齿变色。一些制造商耗时多年研发出了很多类似的材料（亲水性水门汀），使用氧化锆来代替氧化铋。

一种新型亲水性硅酸三钙材料（Biodentine®，Septodont，Saint-Maur-des-Fossés，France）于2012年进入市场。这种材料最初的研发目的是作为一种牙本质替代物用于冠部充填，由于具有优越的生物学特性，其适应证不断扩展并且用于盖髓[25]。该材料的重要特性是能够诱导矿化[26]和细胞分化[25]，可能具有良好的长期临床效果。

上述材料除了具有保护牙髓的能力及生物活性（控制炎症）外，还具有与牙本质接触后使牙本质释放出牙本质基质蛋白的能力。氢氧化钙具有以上特性[12]，MTA[13]效果更佳。这些材料可通过诱导牙本质缓慢释放生长因子（包括一些具有抗炎活性的生长因子）对牙髓

产生直接和间接的生物学效应。因此，这些材料不仅可以用于覆盖暴露的牙髓，还可以扩展覆盖范围，包括相邻的牙本质壁（窝洞预备去除了过多牙本质）。这些材料与牙本质接触，可诱导其释放基质蛋白，这些蛋白通过牙本质小管（该位置的牙本质小管直径大）释放，从而促进牙髓的愈合[27]。Biodentine®还可以用来充填整个窝洞，MTA则不能这样使用。需要注意的是，为了保证Biodentine®的机械性能，医生还需要其他操作，包括将粘接树脂覆盖在Biodentine®表面，这不仅使修复体获得令人满意的美学效果，还可以防止材料在唾液中溶解。

4 临床操作步骤

4.1 盖髓术

目的是使用专用的材料覆盖暴露的牙髓组织。在大多数临床情况下，盖髓术的操作步骤如下：

1. 首先对患牙进行麻醉。可以选择使用含有血管收缩剂的麻药，但是要考虑到血管收缩剂对牙髓组织止血的影响。

2. 放置橡皮障并对术区进行消毒。

3. 使用挖匙和陶瓷钻针（喷水冷却）去除龋坏组织并清洁窝洞。建议在牙髓暴露之前尽量去净腐质。

4. 牙髓暴露。

5. 将湿棉球（使用无菌水）置于窝洞中，轻轻加压以控制牙髓出血。

6. 取出棉球并评估牙髓出血情况。不建议使用其他方式来止血（硫酸铁、激光等）。评估牙髓的出血情况是临床上唯一可以用来诊断牙髓组织炎症的手段。如果牙髓未发炎，则可以通过轻柔地加压来止血。

7. 如果无法控制出血，应使用无菌球钻（钨钢钻）在喷水冷却下磨出暴露的牙髓组织，进行部分牙髓切断术，然后评估牙髓组织的出血情况。尽管这并不是理想的诊断手段，但是必须对牙髓组织的出血情况进行评估，在研发出新的诊断工具之前，这是临床上唯一可以使用的手段。医生需要注意的是，使用含有血管收缩剂的麻药，可能导致牙髓的血运减少，因此即使牙髓处于炎症状态也可以很快止血。

8. 暴露的牙髓可能发炎，但是并未感染。可以使用2%氯己定溶液消毒窝洞2~3分钟。也可以使用激光（Er：YAG）进行消毒。由于次氯酸钠溶液会改变牙本质的结构，并且会影响粘接，因此不建议使用次氯酸钠溶液进行消毒。

9. 使用专用的器械（MAP ONE；PDSA，Vevey，Switzerland），将盖

髓材料覆盖在牙髓表面，但是不要加压。

10. 如果使用Biodentine®作为盖髓材料，可以充填整个窝洞。如果使用MTA进行盖髓，则可以立即使用粘接树脂进行充填。

11. 拍摄术后X线片，并检查咬合情况。

12. 患者的随访包括短期（1个月）和长期（6～12个月）随访。通过冷测检查牙髓活力，并且建议进行影像学检查。

盖髓术典型病例见图3.1～图3.6。

4.2　冠髓切断术

临床操作过程与部分牙髓切断术类似。当无法评估牙髓暴露部位的出血情况或对牙髓的炎症状态存在疑问时，可以进行冠髓切断术。在这种情况下，进行冠髓切断术可能预后更佳。操作步骤如下：

1. 使用钨钢钻在喷水冷却下切除髓腔内全部牙髓组织。

2. 使用锋利的无菌挖匙去除根管口冠方的牙髓。

3. 使用湿棉球轻轻加压来止血。

4. 使用盖髓材料覆盖牙髓组织。

5. 使用盖髓材料（如果使用的是Biodentine®）或粘接树脂充填窝洞。

6. 术后进行X线检查以评估充填质量并检查咬合。

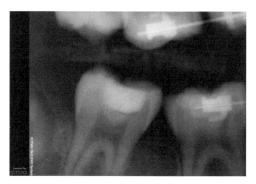

图3.1　16岁女性患者，右下第二磨牙具有阵发性、剧烈疼痛。患牙拟行根管治疗。

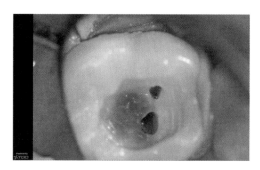

图3.2　去除冠部修复体和龋坏组织后，髓角暴露。颊侧髓角出血，而舌侧髓角没有出血。继续向深层钻磨舌侧髓角附近的组织，以彻底去除坏死组织并暴露活髓组织。

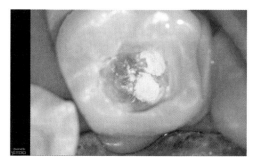

图3.3　使用2%氯己定溶液对窝洞进行消毒，然后使用MTA覆盖牙髓。

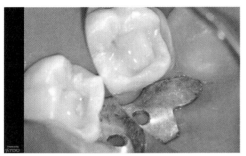

图3.4 立即使用粘接树脂充填窝洞。如果使用Biodentine®盖髓，操作步骤与MTA不同。首先使用Biodentine®充填整个窝洞，术后21天复诊，磨除一部分Biodentine®，然后使用粘接树脂充填。

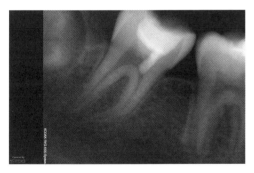

图3.5 术后X线片显示近中的MTA材料深达釉牙骨质界水平。

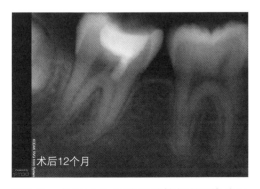

图3.6 术后12个月随访时拍摄的X线片显示，MTA与髓腔中形成的矿化组织紧密接触。牙髓活力测试结果为阳性。临床与影像学检查显示治疗取得成功。

7.短期和长期随访。需要注意的是，由于冠髓切断术后，使用盖髓材料或粘接树脂充填窝洞，因此牙髓活力测试的结果并不可靠。

冠髓切断术典型病例见图3.7~图3.14。

5 盖髓剂和"生物制剂"在引导牙髓再生中的应用

牙本质的细胞外基质（ECM）中含有多种参与牙本质形成的分子。学者已尝试使用ECM蛋白（在重组细菌中表达）来诱导牙髓再生[28]。还研究了其他几种ECM分子的生物学作用，包括牙本质素，一种源自基质细胞外磷酸糖蛋白（MEPE）的酸性多肽，以及牙釉蛋白基因的两个剪接产物A+4和A−4。每种分子都能诱导浅表牙髓再生[29]。

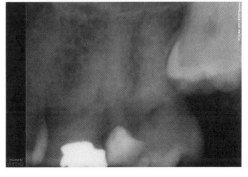

图3.7 全科口腔医生使用临时修复材料对患牙进行急诊处理，并将患者转诊至牙髓专科医生。

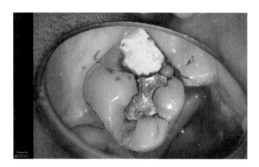

图3.8　治疗前患牙的咬合面照片。

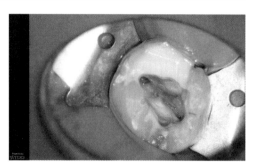

图3.11　常规开髓，去除冠部牙髓组织。使用无菌湿棉球轻轻地压迫牙髓组织进行止血。

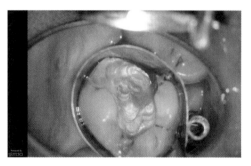

图3.9　去除冠部充填材料。

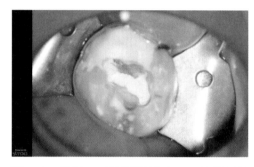

图3.12　使用MTA覆盖牙髓组织，立即使用粘接树脂修复患牙。

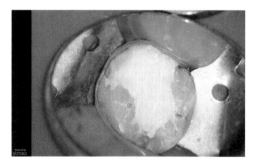

图3.10　对牙齿进行预处理，准备进行根管治疗。使用临时修复材料（玻璃离子聚合物）对患牙进行修复。

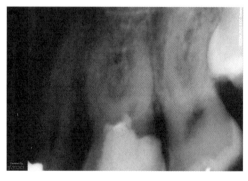

图3.13　术后X线片。

这些生物学研究有助于阐明盖髓和组织再生的生物学过程；然而，在将这些生物分子直接用于临床之前，需要进行更多的研究来探讨这些生物制剂（与亲水性硅酸钙水门汀相比）的优势和安全性。

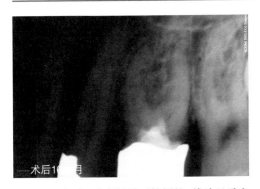

图3.14 术后16个月随访时拍摄的X线片显示患牙无根尖周病变。然而，由于牙髓活力测试结果并不可靠，因此无法确定牙髓是否已坏死。

6 新进展

在过去的10年中，生物材料的发展取得了显著进步，重新激发了学者对活髓保存技术的兴趣。除此之外，学者对于牙髓生物学的理解也在不断深入，可以解释某些临床治疗失败的原因。然而，必须指出的是，这些技术的"致命缺陷"仍然是对于患牙牙髓炎症状态的评估。在临床诊疗中，仍然难以准确判断需要去除多少牙髓组织，才能将炎症组织彻底清除。最近，有学者提出应该去除大部分的牙髓组织，从而确保清除所有的炎症组织，但是没有必要去除所有的牙髓组织。

以往观点认为，冠髓切断术仅适用于乳牙或根尖未发育成熟的年轻恒牙。然而，冠髓切断术将来可能作为根管治疗术的一种替代治疗方法。在冠髓切断术的操作过程中，需要去除全部冠髓，并使用盖髓剂覆盖剩余的根髓组织。初步研究显示冠髓切断术取得了理想的临床效果[30]，但是在将其作为常规操作之前，必须进行大量的临床研究。

7 结论

牙髓治疗的目的是阻止细菌从口腔（包含共生菌群）进入上颌骨或下颌骨，这些部位不存在感染，必须防止其受到细菌感染。因此，在治疗中必须考虑无菌操作。

在盖髓术和冠髓切断术中，通过使用盖髓剂覆盖牙髓来防止细菌渗透。这些盖髓材料可在短短几分钟/小时内封闭病变，并通过诱导材料与牙髓组织之间形成钙化屏障而发挥双重保护作用。因此，盖髓术、部分牙髓切断术和冠髓（完全）切断术被视为微创牙髓治疗技术。此外，使用粘接材料对冠部进行直接修复或间接修复的新理念，可以从修复角度上减少根管治疗的适应证。

第4章 生物陶瓷材料在牙髓再生治疗中的应用

Bioceramic Materials in Regenerative Endodontics

Kerstin M. Galler, Matthias Widbiller, Josette Camilleri

1 引言

近年来，基于生物学和微创理念的治疗技术已逐渐在临床中常规开展。这些技术充分考量了组织对于治疗的反应，改变和扩展了牙髓治疗的策略。因此，我们需要根据循证依据重新评估传统治疗方案。随着牙髓再生相关文献数量的增加和临床影响力的不断提升，该技术引起了学者的广泛关注。有关根管内组织再生的理念可追溯到20世纪60年代，Birger Nygaard-Østby教授在当时阐述了"血凝块在根管治疗中的作用"（图4.1）[1]。在其开展的一系列动物实验和人体试验中，首先刺激根尖周组织，将血液引流至根管的根尖1/3，然后使用牙胶和氯仿牙胶糊剂对根管的冠部进行封闭。实验结果发现血凝块被一些组织（主要是纤维结缔组织）部分或完全替代。这些发现在当时并未引起重视，同时关于牙髓再生的实验也停滞了数十年，这期间牙髓病学领域的研究主要集中在根管的化学消毒、机械预备和充填上。临床研究发现，当年轻恒牙经外伤脱落再植入牙槽窝后，根尖周组织能够向根管内长入，这一发现推动了牙髓再生研究。相关动物实验也证实了这一发现，当根尖孔敞开的牙齿植入牙槽窝后，几周后根管中会重新形成血管网络[2-3]。牙齿外伤后根管内血管网络的重新建立，即"牙髓血运重建"（revascularization），对牙根的发育成熟至关重要。Iwaya等首次将牙髓再生技术应用于牙根未完全形成、伴有慢性根尖周炎和窦道形成的下颌前磨牙[4]，

K. M. Galler (✉) · M. Widbiller
Department of Conservative Dentistry and
Periodontology, University Hospital Regensburg,
Regensburg, Germany
e-mail: Kerstin.Galler@klinik.uni-regensburg.de
J. Camilleri
Edgbaston, University of Birmingham,
Birmingham, UK
e-mail: J.Camilleri@bham.ac.uk

© Springer Nature Switzerland AG 2021
S. Drukteinis, J. Camilleri (eds.), Bioceramic Materials in Clinical Endodontics,
https://doi.org/10.1007/978-3-030-58170-1_4

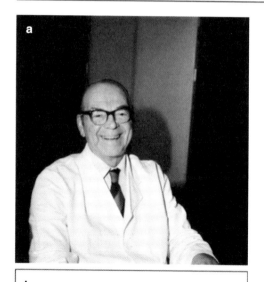

THE ROLE OF THE BLOOD CLOT IN ENDODONTIC
THERAPY

AN EXPERIMENTAL HISTOLOGIC STUDY

by

B. NYGAARD ÖSTBY

INTRODUCTION

In general pathology and in surgery the significance of blood and the blood clot has been recognized (*Lorin-Epstein* 1927, *Frän- kel* 1929, 1931, and 1932, *Carrel* 1930, and *Allgöwer* 1949). In the healing of bone fractures the blood clot is considered an ex- tremely important factor (*Weinmann & Sicher* 1955, and *Acker- man* 1959). Therefore, it seems strange that in endodontic treat- ment bleeding is more or less looked upon as a complication to be feared. The writer, for one, has earlier (1958) maintained that a root filling should never be carried out if there are signs of even a slight bleeding in the canal.

However, in an experimental study on the effect of EDTA (*Ny- gaard Östby* 1957) a case was observed, which suggested that this concept needed re-evaluation.

It was decided to study how the periodontal tissue would react if the entire pulp was removed from the main canal and the apical part subsequently allowed to fill with blood. The aim was primarily to see if the results would have any significance in clinical endodontics. At the same time one might expect that an experimental series planned in this way would reveal details of general interest with regard to the organization of a blood clot. When the latter has connection with live tissue at a small well defined border only, it should offer possibilities for a histologic study of the dynamics of the organization processes. Finally, the purpose of the investigations was to test the effect of EDTAC on the periapical tissues.

图4.1　（a）Birger Nygaard-Østby教授（1904—1977）的照片（由Rigmor Dahl Delphin拍摄），他是牙髓再生领域最重要的学者之一（http://www.oslobilder.no/OMU/OB.RD5746；1972）。（b）Birger Nygaard-Østby教授在20世纪60年代的开创性研究——"血凝块在根管治疗中的作用"中提出了牙髓再生的理念[1]。

他们在2001年发表的病例报道中使用了"牙髓血运重建"一词。在该病例的治疗过程中，根管冲洗后发现根管内的组织仍存在活力，因此使用氢氧化钙覆盖活性组织。术后30个月随访时拍摄的根尖片可观察到牙根发育完成，并且牙髓电活力测试结果为阳性[4]。Banchs和Trope在2004年发表了一篇重要的病例报道，再次引起了学者对年轻恒牙牙髓再生治疗的关注[5]。该病例与Iwaya等发表的病例类似，患牙为下颌前磨牙，伴有慢性根尖周炎和窦道形成。在治疗过程中，首先使用次氯酸钠冲洗根管，然后使用三联抗生素糊剂（环丙沙星、甲硝唑和米诺环素）进行封药。根尖周炎症缓解后，通过刺激根尖周组织将血液引流进入根管。使用三氧化矿物聚合体（MTA）覆盖血凝块，并充填至釉牙骨质界水平。术后24个月随访时拍摄的根尖片显示，根尖周病变已愈合，牙根延长、增厚，根尖闭合[5]。学者随后发表了大量的病例报告、病例系列研究、队列研究和随机对照临床试验[6]。近期发表的系统综述和荟萃分析提供了最高等级的循证依据[7-9]。此外，欧洲牙髓病学会（ESE）和美国牙髓病学会（AAE）推出了牙髓再生治疗临床指南，包括适应证、病例选择、治疗步骤、根管冲洗液和充填材料的选择、随访[10-11]。目前，牙髓再生治疗已经是牙髓治疗领域的重要组成部分。

2 再生或修复

多年以来，牙髓具有重要的再生和修复能力这一观点已逐渐成为共识。大约100年前，氢氧化钙就已经用于盖髓，促进牙髓组织修复[12]。在2010年之前发表的牙髓血运重建术病例报道显示，刺激根尖周组织，将血液引流进入根管可促进牙根完全形成。这些病例报道的成功让学者对牙髓血运重建寄予厚望，认为通过血运重建可能产生牙髓组织和管状牙本质，使牙本质–牙髓复合体完全再生。由于年轻恒牙含有根尖牙乳头（一种富含间充质干细胞的结缔组织），因此有学者认为根尖牙乳头干细胞可以促进牙根发育以及牙髓生理结构与功能的恢复（图4.2a）。后续的研究分析了刺激根尖出血前根管中的生理盐水、从根尖引入根管中的血液以及经手臂静脉抽取的血液，探究了这些液体中是否存在间充质干细胞标记物以及浓度，结果证实从根尖引入根管的血液中存在间充质干细胞[13]。由于根尖牙乳头中的干细胞能够分化为成牙本质细胞，因此牙髓血运重建可以实现牙髓再生这一假设似乎是合理的（图4.2b）[14]。动物研究以及对人类牙齿进行的组织学分析发现，牙髓血运重建后根管中发生的是修复过程而非再生过程[15-17]。在根管中形成的组织是结缔组织、牙骨质或骨组织，并不存在牙髓组织和成牙本质细胞。然而，将根尖的血液引流至根管后，形成的血凝块可以作为牙髓愈合、修复的支架和基质。不同类型的细胞从根尖周组织迁移至根管内，形成血管系统、神经组织和硬组织，这一过程与人体的创伤愈合机制类似[18]。近年来，学术界对于牙髓再生治疗有了更

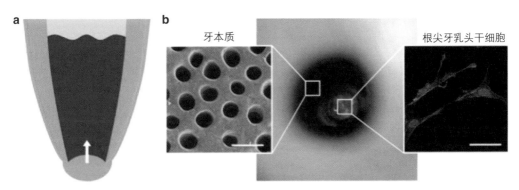

图4.2 （a）牙髓再生治疗过程中，在刺激根尖出血后，存在于年轻恒牙的根尖牙乳头中的间充质干细胞，可随着引流的血液进入根管内。（b）牙髓再生的目标是将干细胞（根尖牙乳头干细胞；比例尺：25μm）从根尖牙乳头中迁移至根管内，并附着在牙本质壁上（比例尺：10μm），形成一种在结构和功能上类似于牙髓的组织。

现实的认识和评估，出现了替代"牙髓血运重建"的术语"引导性牙髓修复"（guided endodontic repair）[19]或"牙髓再血管化"（revitalization，欧洲牙髓病学会指南中使用的术语）[10]。

3 临床治疗步骤

对于牙髓坏死的年轻恒牙，常规使用亲水性硅酸钙水门汀（例如MTA）来封闭未发育成熟的根尖，即"根尖封闭术"。目前在临床上可使用"牙髓再血管化"技术来替代根尖封闭术。一般认为，在牙根发育期间越早进行牙髓再生治疗，效果可能越好[20-21]。从技术角度来看，这两种治疗方式都需要患者具有较高的依从性，但与根尖封闭术相比，牙髓再血管化技术更容易进行。欧洲牙髓病学会和美国牙髓病学会关于牙髓再生治疗的指南中详细介绍了临床操作过程[10-11]。尽管两份指南在临床操作细节上存在一些差异，但是医生对于治疗目标以及预期的组织反应的理解和认知可能更为关键。

首次就诊时，治疗过程包括详细的临床检查、术区隔离、开髓以及对根管进行消毒。次氯酸钠是首选的消毒剂，建议使用较低的浓度（1.5%～3%），在发挥抗菌作用的同时保护干细胞和生长因子[22-23]。使用生理盐水和17%乙二胺四乙酸（EDTA）冲洗根管可降低次

氯酸钠对于根尖周细胞的毒性[24]。建议不对根管进行机械预备或者进行微创预备。在根管中使用氢氧化钙糊剂封药后暂封。2～4周后复诊（图4.3），如果患牙炎症缓解，则进行后续治疗。在术区隔离后，使用EDTA冲洗以去除氢氧化钙并促进牙本质基质中的生长因子释放[25-26]。避免使用次氯酸钠以减少对根管内微环境的影响。最后使用生理盐水冲洗根管，使用吸潮纸尖干燥根管，通过刺激根尖周组织将血液引流至釉牙骨质界下方。亲水性硅酸钙水门汀可以直接覆盖血凝块，也可以将胶原海绵作为支架置于血凝块与亲水性硅酸钙水门汀之间。然后，使用粘接性修复材料封闭根管口。建议在术后6个月、12个月、18个月和24个月进行随访，此后5年中每年随访一次。

研究表明，牙髓再血管化治疗和根尖屏障术具有相似的成功率[7,27]，治疗后90%以上的病例实现根尖周病变愈合（美国牙髓病学会指南的首要治疗目标）[8,27]。

牙髓再血管化治疗与根尖屏障术相比，可能会促进牙根长度与厚度的增加[7,27]；然而，研究发现这种治疗效果并不稳定[28]。牙髓再血管化治疗后，患牙的根尖周病变可能会复发，治疗失败的原因可能是根管消毒不充分[29-30]。牙髓再血管化治疗后，根管内残留的微生物并不一定会导致治疗失败，但是可

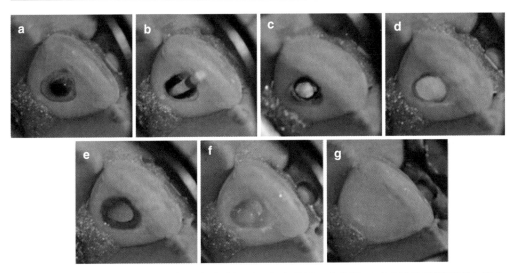

图4.3 上颌左侧中切牙由于外伤导致牙髓坏死，在患者第二次就诊时对患牙进行牙髓再血管化治疗。（a）去除根管内药物，使用生理盐水和17%EDTA冲洗根管。（b）干燥根管，刺激根尖周组织，将血液引流至根管内。（c）将胶原海绵放置在血凝块上。（d）使用亲水性硅酸钙水门汀覆盖胶原海绵。（e）对牙釉质进行选择性酸蚀。（f）使用粘接剂处理窝洞。（g）使用纳米复合树脂进行粘接修复。

能会导致根管壁矿物质沉积减少因而不会实现牙本质壁增厚[31]。

4　局限性

牙髓再血管化的治疗结果是诱导组织修复而非再生，以往观点认为这种治疗结果具有严重的局限性，然而当前观点则认为根尖周炎症的消失以及骨质愈合更重要。虽然牙髓再血管化治疗和根尖屏障术具有相似的治疗效果，但是前者可能会出现更多的并发症，例如牙冠变色、疼痛或再感染[28]。牙冠变色可能是由牙髓再血管化治疗中使用的根管内药物、冲洗液或硅酸钙水门汀引起的，尤其是含有米诺环素的三联抗生素糊

剂。由于这类药物可能导致牙冠严重变色，因此应尽量避免使用。

在牙根未完全形成的情况下，治疗的首要任务是避免牙颈部折裂[32]。牙髓再血管化治疗数月后矿物沉积在牙本质壁上可以增加牙根的长度与厚度[21,33]，但是将亲水性硅酸钙水门汀放置在血凝块上，在治疗后短期内会增加牙颈部折裂的风险[34]，使用粘接树脂材料充填髓腔并封闭根管口可将折裂风险降至最低[35-36]。

此外，目前仍缺少有关牙髓再血管化治疗的长期效果的数据。由于患牙预后不明确，因此相关正畸治疗或其他替代治疗方案仍存有疑问，尤其是在患者的骨骼生长阶段完成之前。

5　亲水性硅酸钙水门汀在牙髓再血管化治疗中的应用

亲水性硅酸钙水门汀具有其他牙科材料所不具备的特殊性能，尤其是亲水性。对于大多数需要接受牙髓再血管化治疗的死髓年轻恒牙，MTA一直是用于覆盖血凝块的首选材料[37]。MTA能够在潮湿环境中固化，具有良好的生物相容性，目前市场上可替代材料较少，因此被广泛用于牙髓再血管化治疗。

MTA是对波特兰水门汀进行了改良，并添加氧化铋以增强其显影性。在固化反应过程中，MTA的主要成分硅酸三钙和硅酸二钙与水发生反应形成硅酸钙水凝胶和氢氧化钙[38]。由于钙离子的释放与材料的抗菌作用具有相关性，因此氢氧化钙的形成有利于材料的抗菌性[39]。波特兰水门汀是一种亲水性材料[40]，在与水或者其他液体接触时会固化并发挥其物理性能。因此，波特兰水门汀和MTA被归类为亲水性硅酸钙水门汀[41]。

尽管MTA已在临床上成功应用了很多年，但是仍存在一些缺点，例如MTA中含有的氧化铋会造成牙齿变色[42-46]，MTA的固化时间长（3个小时）、操作困难且成本较高[47]。此外，在牙髓再血管化治疗过程中，当MTA放置在血凝块上时可能会移位进入根管内（图4.4）。在血凝块和MTA之间使用胶原海绵作为支架材料有助于支撑MTA以防止其移位。

为了改良MTA的以上缺点，一些新型亲水性硅酸钙水门汀的配方经过优化，不再使用诸如波特兰水门汀之类的天然材料，因为这些材料中可能含有影响治疗效果的微量元素或成分[47-48]。取而代之的是合成材料，这些材料是由经过纯化并且满足临床要求的硅酸三钙制

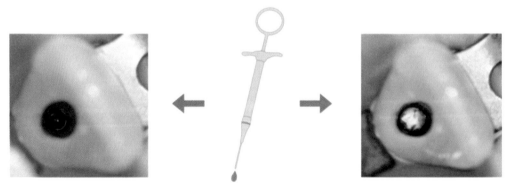

图4.4　牙髓再血管化治疗中，亲水性硅酸钙水门汀与血凝块（富含血细胞和纤维蛋白凝聚物，不稳定）或胶原海绵支架材料接触（放置在血凝块上用于支撑亲水性硅酸钙水门汀）。因此，硅酸钙水门汀必须具有特殊的生物学和力学特性。

成的。这些新型硅酸钙水门汀与MTA具有相似的固化反应[49]，并且也能生成氢氧化钙（图4.5）[50-51]。新型硅酸钙水门汀使用氧化锆或氧化钽来替代氧化铋，尽管这些替代材料具有较低的X线阻射性，但是降低了牙齿变色的风险[52-53]。在硅酸钙水门汀的固化过程中，这些材料与氧化铋一样呈惰性状态，不会从材料中浸出[38]。硅酸钙材料的液体成分中可能含有固化加速剂（例如氯化钙、水溶性聚合物），以便于临床操作，增强材料的机械特性[47]。

一些新型硅酸钙水门汀包含粉剂和液体，在使用前需要混合。此外，市场上也出现了光固化硅酸钙水门汀，其操作简便、固化迅速并且可以调控。然而，这些都是树脂基材料，聚合反应会影响硅酸钙水门汀的固化以及氢氧化钙的释放[54-55]。还必须注意的是，由于光固化硅酸钙水门汀中含有树脂单体，具有细胞毒性，而填料量导致其固化深度较浅会加剧这种情况[39]，因此将严重损害其生物相容性[56-57]。另外，填料颗粒的疏水性和含量将影响光固化硅酸钙水门汀固化反应所需的液体的流通[54,56]。目前磷酸钙、微硅粉等材料也被用作硅酸钙水门汀的添加剂；这些添加剂会影响氢氧化钙的形成[58-59]，并且会影响生物相容性[60]。

6　亲水性硅酸三钙与组织液的反应

亲水性硅酸钙的一部分生物活性是由于这些材料能够与组织液相互作用并且在表面形成碳酸钙磷灰石[61-62]。在固化过程中，水解反应和离子交换导致副产物氢氧化钙的形成[47]。碱性pH会促进硅酸钙颗粒表面形成无定形硅酸钙水凝胶，并且液体中的钙离子会被束缚[63]。这些钙离子可在随后释放，并与含磷酸盐的液体中的磷酸氢盐发生反应。无定形磷酸钙在表面附近形成并沉淀在硅酸钙水凝胶中（图4.5）。这种磷酸钙会随着时间的推移而成熟，并形成碳酸钙磷灰石[63]。由于碳酸钙磷灰石是矿化组织中典型的生物成分，因此在亲水性硅酸钙水门汀的细胞相容性和生物活性方面具有重要作用[51,64]。血液中充满了钙和磷酸盐，因此在牙髓再血管化治疗过程中亲水性硅酸钙水门汀会与血凝块发生相互作用。尽管体外研究已证实亲水性硅酸钙水门汀的生物活性（例如羟基磷灰石的形成）、抗菌活性和诱导矿化能力，但是目前尚不清楚这些特性在体内是否发挥作用[65]。几乎没有文献报道这些材料与血液或可吸收胶原海绵接触时发生的生物学行为。然而，最近的研究表明临床情况似乎有所不同[61,63,66]。有研究对牙髓再血管化失败病例中使用的波特兰水门汀进行分析[66]，发现多孔

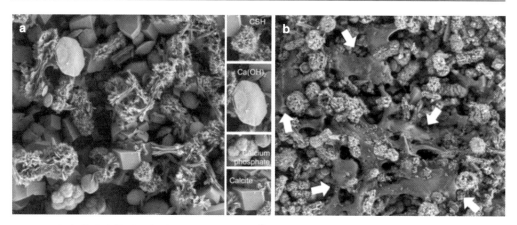

图4.5 （a）将亲水性硅酸钙水门汀（Biodentine™，Septodont，Saint-Maur-des-Fossés，France）浸泡在细胞培养液中，固化后使用扫描电镜观察其表面结构，可见硅酸钙水凝胶（CSH）沉积物、方解石（Calcite）结晶体、氢氧化钙［Ca(OH)₂］和磷酸钙（Calcium phosphate）颗粒[51]。（b）人的牙髓干细胞黏附在硅酸三钙表面，并且伸展，这表明Biodentine™具有良好的生物相容性（箭头所示）[51]。

材料表面富含碳酸钙而不是氢氧化钙或磷灰石。以往关于"生物玻璃"的研究已经报道了这些现象[62,67]，目前需要进一步的研究以阐明临床环境中亲水性硅酸钙水门汀的特性和生物学行为。

7 牙髓再血管化治疗中亲水性硅酸钙的机械性能

尽管亲水性硅酸钙水门汀可以在潮湿环境中使用，但局部条件和污染会改变材料的固化特性并影响其机械性能。在血清或组织液存在的情况下，亲水性硅酸钙水门汀的固化反应会受影响，同时显微硬度会降低[68-69]。血液成分也会破坏亲水性硅酸钙水门汀的机械性能[47]，使其抗压强度和显微硬度降低[70-71]。研究发现人工合成的硅酸三钙比MTA能更好地黏附在牙本质上[72-73]，这是因为其颗粒较小，牙本质小管渗透更深。必须注意的是，氯己定、EDTA、抗生素糊剂等根管冲洗液或药物可能会使亲水性硅酸钙水门汀与牙本质的粘接强度降低，而次氯酸钠或生理盐水则没有影响，甚至氢氧化钙可以增强其黏附力[72,74-75]。然而，目前亲水性硅酸钙水门汀的制造商并没有关于冲洗剂和药物的使用建议。

在根尖屏障术中，亲水性硅酸钙水门汀与血管化的结缔组织接触，而在牙髓再血管化治疗中，亲水性硅酸钙水门汀与血凝块（富含血细胞和纤维蛋白凝聚物）或胶原海绵支架材料接触（图4.4）。尽管目前亲水性硅酸钙水门汀的配方经过改良，已成为首选的材料，但还是有必要研发出专门用于牙髓再血管化治疗的材料。

8　变色

MTA的最初配方中包含氧化铋，这种显影剂会导致牙齿明显变色[43,76]。由于接受牙髓再血管化治疗的牙齿通常是外伤后的前牙，因此牙齿的美观不容忽视。MTA在牙髓再血管化治疗中位于离冠部更近的位置（与根尖屏障术中不同），所以其周围变色的牙齿组织位于肉眼可见区域。亲水性硅酸钙水门汀导致牙齿变色取决于多种因素。为了降低牙齿变色的风险，新型亲水性硅酸钙水门汀的配方中使用氧化锆或氧化钽来代替氧化铋[47,76]。当MTA被血液污染时，血液成分被包裹在MTA的多孔结构中，可能导致变色[77]。此外，血液成分与氧化铋发生反应也会导致牙本质着色[45,65]。由于新型硅酸钙水门汀材料的均质性更高、孔隙更少，因此降低了接触血液后变色的风险。有研究发现配方中不含氧化铋的硅酸钙水门汀在与次氯酸钠或氯己定等冲洗液接触后也会导致牙本质染色，但是程度较轻[52,76]。因此，严格选择材料，例如使用不会导致牙齿变色的药物和不含氧化铋显影剂的亲水性硅酸钙水门汀，能够最大限度地降低牙齿变色的风险。

9　结论

目前亲水性硅酸钙已成为牙髓再血管化治疗中覆盖血凝块的首选材料。医生应选择临床操作方便并且牙齿变色风险较低的材料。目前尚不清楚这些材料是否可以在与血凝块接触时发挥其性能优势，因此有待进一步的研究。

第5章 生物陶瓷材料在根管充填中的应用

Bioceramic Materials for Root Canal Obturation

Saulius Drukteinis

1 引言

侧方加压和热牙胶根管充填技术已在临床上广泛应用，并且具有较高的成功率，根管充填的远期效果也得到认可[1-2]。然而，掌握以上技术需要较长的学习周期，而且操作时间长且技术敏感性高[3]。此外，根管充填过程中需要最大限度地增加牙胶的充填量并且减少封闭剂的厚度，然而环氧树脂、氢氧化钙和氧化锌丁香酚封闭剂随着时间的推移会发生明显的收缩和吸收；因此，一般建议仅在根管壁涂布一薄层封闭剂，以避免影响根管的封闭性[1]。

亲水性硅酸钙水门汀改变了根管充填的标准和策略[4-5]。这些材料的主要优点是具有良好的生物相容性、生物活性和抗菌活性[5]。当亲水性硅酸钙水门汀用于根管充填时，是作为主要的充填材料（并非牙胶）。由于亲水性硅酸钙水门汀固化后不收缩，并且保持长期的尺寸稳定性，这些材料在根管中的占比较高，而不需要增加根管中牙胶的量，这是因为它的充填是基于封闭剂或充填剂的[6]。亲水性硅酸钙根管封闭剂推荐与单尖充填技术配合使用。在单尖充填技术中，牙胶尖的目的是增加根管内液压，使封闭剂进入峡部、根管不规则区域和牙本质小管中[6-7]。缺乏临床操作经验的医生也能很快掌握这种根管充填技术[8]。

大量的体外和体内研究已经对新的根管充填技术、材料和传统的根管充填技术、材料进行了广泛的比较，研究认为前者显示出与后者相似或更好的结果[9-14]。虽然单尖充填技术的远期疗效还需要长期的随机临床试验来验证，但是初步临床研究结果显示该技术的总体成功率可达90.9%[15]。亲水性硅酸钙封

S. Drukteinis (✉)
Institute of Dentistry, Vilnius University,
Vilnius, Lithuania

S. Drukteinis, J. Camilleri (eds.), Bioceramic Materials in Clinical Endodontics,
https://doi.org/10.1007/978-3-030-58170-1_5

闭剂由于具有亲水性、封闭性、生物相容性、抗菌性、生物活性和易于向根管内输送等优点。目前观点认为，在现代牙髓治疗中，亲水性硅酸钙封闭剂配合单尖充填技术，具有良好的应用前景[14,16–18]。

2　可注射型亲水性硅酸钙根管充填材料

目前，市场上存在多种可注射型亲水性硅酸钙材料[19]，大多数都是灌装在注射器中的预混合糊剂，并非传统的粉/液制剂[6,18]。然而，需要指出的是，与粉/液型根管封闭剂相比，预混合封闭剂不是水基材料。因此，这些可注射型亲水性硅酸钙材料在性能、适用范围和临床应用上与传统粉/液型封闭剂相比存在一些差异。亲水性硅酸钙材料可以作为根管封闭剂与普通牙胶尖或表面涂覆生物陶瓷的牙胶尖配合应用于不同的充填技术中[4,20–21]。

2.1　iRoot®SP、EndoSequen-ce® BC Sealer™和TotalFill® BC Sealer™

2007年，位于加拿大温哥华市的Innovative BioCeramix公司最早研发出预混合即用型亲水性硅酸钙材料。该材料被命名为"iRoot SP可注射根

管封闭剂（iRoot®SP）"。自2008年开始，这种预混合根管封闭剂由美国Brasseler公司在北美代理销售，被命名为"EndoSequence® BC Sealer™"。近年来，FKG Dentaire公司（Switzerland）以"TotalFill® BC Sealer™"的名称在欧洲市场代理销售。以上产品都是注射剂型，并配有一次性注射头（图5.1），其化学成分（硅酸钙、氧化锆、磷酸二氢钙和填料）相同，且具有相同的物理、化学、生物学特性以及操作性能和临床效果[6,12,19]。

iRoot®SP、EndoSequence® BC Sealer™和TotalFill® BC Sealer™都是预混合可注射即用型亲水性硅酸钙水门汀糊剂，临床操作简便，主要用于活髓牙和死髓牙的永久性根管充填[12,18]。

大量研究证实以上材料具有良好的生物学（如生物相容性、生物活性和抗菌活性）和化学、物理特性[13,20–22]。这种亲水性硅酸钙封闭剂在固化过程中不收缩，而会略微膨胀，流动性非常好，从而可以很好地封闭牙本质和牙胶之间的空隙[5,22–23,26]。

这种预混合材料操作简便，可即刻使用[4,15]。因此，减少了临床操作时间，并且每次使用的效果稳定一致。使用时可以通过一次性注射头将材料直接注入根管，也可以使用传统的输送方法[4,6]。

亲水性硅酸钙封闭剂的固化反应不

同于传统的疏水性根管封闭剂,需要牙本质小管中的水分[22,24-25]。硅酸钙水门汀吸收牙本质小管中的水形成羟基磷灰石,从而确保牙本质与水门汀之间产生最佳的化学粘接[21]。研究表明,无论根管内湿度如何,TotalFill® BC Sealer™的粘接性能都比其他传统根管封闭剂更强[26]。亲水性硅酸钙封闭剂的主要优点是固化时的高pH、抗菌活性和生物相

容性,以及固化时的生物活性和长期的尺寸稳定性[25,27-28]。此外,亲水性硅酸钙水门汀在临床应用方面具有一系列优点,例如操作简便,注射剂型,不浪费材料,可实现水门汀-牙本质粘接,抑制微生物生长,可用于充填微创预备后的根管。

虽然亲水性硅酸钙水门汀的固化时间为4小时,但在室温下的工作时间可

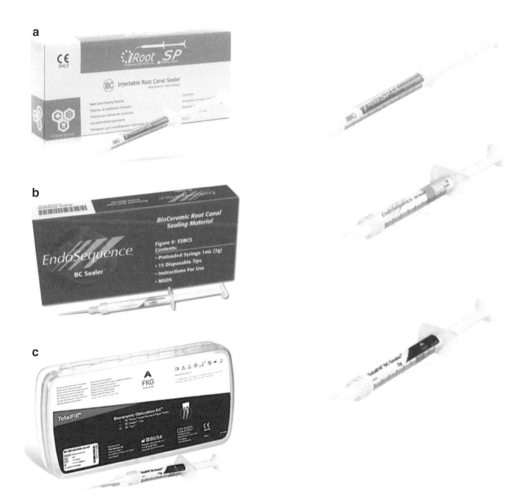

图5.1 目前欧美市场上常见的可注射型亲水性硅酸钙封闭剂。(a)iRoot® SP。(b)Endo-Sequence® BC Sealer™。(c)TotalFill® BC Sealer™。

以超过4小时。在过度干燥的根管中，固化时间能延长至10小时。封闭剂的固化时间高度依赖于牙本质中的水分。此外，体温会增加其流动性并缩短凝固时间[29]。亲水性硅酸钙水门汀可以与所有的根管充填技术配合使用。研究表明，当这些材料与牙胶尖配合使用时，不会增加根管再治疗的难度，应用传统再治疗技术即可去除根管充填物[15,30]。

2.2 EndoSequence® BC Sealer HiFlow™ 封闭剂和TotalFill® BC Sealer HiFlow™ 封闭剂

研究表明，亲水性硅酸钙封闭剂不能与热牙胶根管充填技术配合使用，因为高温会明显改变材料性能[31-33]。然而，很多医生数十年来一直在使用热牙胶根管充填技术，还没有熟悉操作更为简便的单尖充填技术[8]。为了使亲水性硅酸钙封闭剂能够与热牙胶根管充填技术配合使用，制造商对EndoSequence® BC封闭剂和TotalFill® BC封闭剂的配方进行了改良，研发出了可以耐高温（220℃）的HiFlow™ 封闭剂[34]，加热时黏稠度更低，并且具有更强的X线阻射性，从而使其更适用于热牙胶根管充填技术[29]（图5.2）。但是，目前还没有充足证据表明HiFlow™ 在性能和临床应用上具有明显的优势[29,35]。关于热牙胶在充填过程中，根管内部的实际温度是否如此之高也未达成共识[31]。因此，目前仍不确定是否有必要在临床上推广这些改良的亲水性硅酸钙封闭剂[29]。

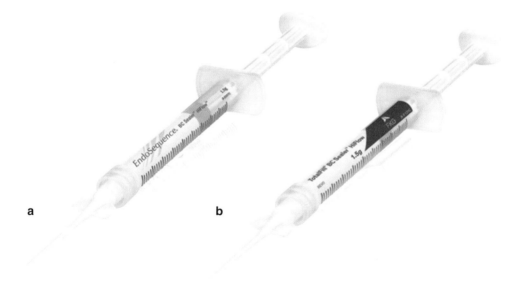

a   b

图5.2 （a）EndoSequence® BC Sealer HiFlow™ 封闭剂。（b）TotalFill® BC Sealer HiFlow™ 封闭剂。用于热牙胶根管充填技术。

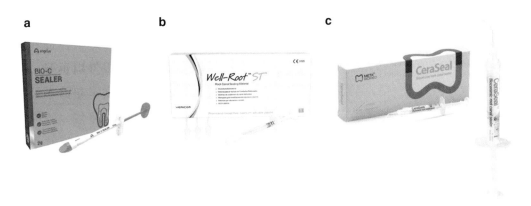

图5.3　市场上新推出的亲水性硅酸钙封闭剂。（a）Bio-C根管封闭剂。（b）Well-Root™ ST。（c）CeraSeal。

2.3　Bio-C根管封闭剂

Bio-C根管封闭剂（Angelus，Londrína，PR，Brazil）是一种新型预混合可注射即用型亲水性硅酸钙材料[36]。Bio-C根管封闭剂使用注射器灌装，成分包括硅酸钙、铝酸钙、氧化钙、氧化锆、氧化铁、二氧化硅和分散剂（图5.3a）[21]。总体而言，生物陶瓷颗粒占65%，而聚乙二醇用于提高材料的黏度，并且易于根管充填后去除和清洁残留的封闭剂[21]。据制造商介绍，Bio-C根管封闭剂的生物活性是由于钙离子的释放，诱导矿化组织的形成[36]。然而，到目前为止，很少有研究评估Bio-C根管封闭剂对根尖周组织及其相关细胞的作用[36-37]。该封闭剂的工作时间为60分钟；注入根管后的平均固化时间为120分钟（最长可达240分钟），其具体的固化时间在很大程度上取决于根

管内的水分[36]。Bio-C根管封闭剂呈强碱性：pH为12.5，具有较强的X线阻射性（相当于7mm厚铝板），在固化时不收缩，也不会溶解或者吸收。Bio-C根管封闭剂可以与不同的根管充填技术配合使用，包括单尖充填技术[36]。在根管充填时，强烈建议避免使用纸尖过度干燥根管，这是因为Bio-C根管封闭剂的固化需要牙本质小管中的水分来完成。根管再治疗过程中，可以使用传统技术将充填材料从根管中去除。此外，建议不要将封闭剂冷藏存储。

2.4　Well-Root™ ST

Well-Root™ ST（Vericom，Gangwon-Do，Korea）也是一种预混合可注射即用型硅酸三钙根管封闭剂（图5.3b）[27,38]，主要成分包括氧化锆、硅酸钙、填料和增稠剂[22,38]。Well-Root™ ST是一种亲

水性材料，需要利用牙本质小管中的水分来引发和完成固化反应。按照ISO 6876:2012（100%湿度）标准，Well-Root™ ST的固化时间为25分钟。然而，据制造商介绍，Well-Root™ ST在根管中的固化时间可能会超过2.5小时[38]。Well-Root™ ST需要与牙胶尖配合使用。研究表明，Well-Root™ ST可促进血管生成，具有与ProRoot MTA或Biodentine相似的生物学作用和低细胞毒性[39]。

2.5 CeraSeal

CeraSeal（Meta Biomed Co., Cheongju, Korea）是一种新型预混合亲水性根管封闭剂，含有硅酸钙、氧化锆和增稠剂，具有良好的封闭性[40]。CeraSeal固化过程中，硅酸钙和牙本质小管中的水分发生化学反应产生氢氧化钙结晶，既能确保根管的密封性，又能防止细菌的侵入和繁殖[41]。根管内的CeraSeal在固化过程中不会收缩或膨胀，由于体积稳定，因此可降低牙根微裂或折裂的风险[42]。CeraSeal可以与单尖充填技术配合使用[40]。由于固化时间较短，具有较强的抗冲失性[41]。CeraSeal能释放大量的钙离子。此外，CeraSeal为白色，美学效果好。

CeraSeal的固化时间约为3.5小时，pH较高（12.73），流动性好（23mm），具有良好的X线阻射性（相当于8mm厚

铝板）。该材料以2g注射器灌装的包装形式销售，包装内配有易于进入根管的注射头（图5.3c）。尽管CeraSeal的成分和性能与iRoot® SP非常相似，但是CeraSeal中含有1，3-丙二醇，而非磷酸二氢钙和氢氧化钙[40]。

2.6 BioRoot™ RCS

BioRoot™ RCS是Septodont公司（Saint-Maur-des-Fossés，France）推出的一种新型根管封闭剂。该产品的生产采用了Active Biosilicate技术，这项独特的技术可以将原材料转化为纯硅酸钙，最终产品中不存在铝酸盐和硫酸钙[13,43]。

BioRoot™ RCS是一种亲水性水门汀，于2015年上市，由硅酸三钙、氧化锆粉末和液体组成。液体以水为主，并添加氯化钙和一种水溶性聚合物[25,32]。研究认为，BioRoot™ RCS可以在体外诱导人牙周膜细胞产生血管生成因子和成骨生长因子[44]；此外，其细胞毒性低于其他常规根管封闭剂，可诱导硬组织沉积[45-46]，并具有抗菌活性[47]。

BioRoot™ RCS不含树脂单体，具有良好的生物相容性，降低了组织不良反应的风险[43]。BioRoot™ RCS的抗菌性可预防因细菌繁殖导致的根管治疗失败[13,47]。此外，BioRoot™ RCS固化时产生的结晶体可进入牙本质小管，形

成严密的封闭，降低微渗漏的风险。BioRoot™ RCS具有生物活性，可刺激骨质的形成和牙本质的矿化，为根尖周病的愈合和生物活性的发挥（包括生物相容性、羟基磷灰石的形成、牙本质结构的矿化、碱性pH和封闭性）创造了良好的环境。

BioRoot™ RCS在用于根管充填时，需要将粉末（1勺）和液体（5滴）通过手动调拌混合后使用，工作时间约为15分钟，在根管内固化时间不超过4小时[48]。混合后的糊剂均质顺滑，流动性好，且进入根管后流动性会有所增加（在体温环境中）。此外，BioRoot™ RCS显示与牙本质、牙胶紧密贴合，具有良好的封闭性（图5.4）以及X线阻射性（5mm厚铝板）。研究表明，其流速为26mm，成膜厚度为45μm[43]。

BioRoot™ RCS的研发宗旨是简化根管充填技术，例如通过材料易于混合和使用，优化其黏稠度，减少热牙胶的使用[4]。有学者认为BioRoot™ RCS只适合使用冷侧压充填技术，因为热牙胶充填过程中产生的高温会影响材料的流动性和成膜厚度[32]。近年来，有学者推荐BioRoot™ RCS与单尖充填技术配合使用[7]。

3　表面涂覆生物陶瓷的牙胶尖

目前还没有充足的证据表明，表面涂覆生物陶瓷的牙胶尖与传统牙胶尖相比，当与亲水性硅酸钙水门汀联合使用时可确保更好的根管封闭效果[12,49]。传统牙胶尖可以与生物陶瓷封闭剂联合使用，但是为了实现更严密、无缝隙的根管封闭，制造商建议使用生物陶瓷涂层牙胶尖[18]。这种牙胶尖的表层涂覆着生物陶瓷纳米颗粒，能与生物陶瓷封闭剂更好地结合，从而在根管内形成一个均质性整体（图5.5）。生物陶瓷封闭剂和生物陶瓷牙胶尖联合使用可以

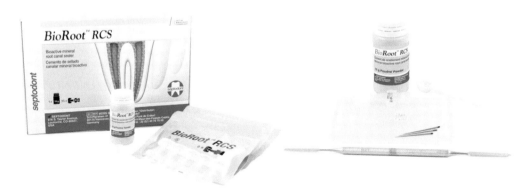

图5.4　粉/液剂型的BioRoot™ RCS在使用前需要手动调拌。

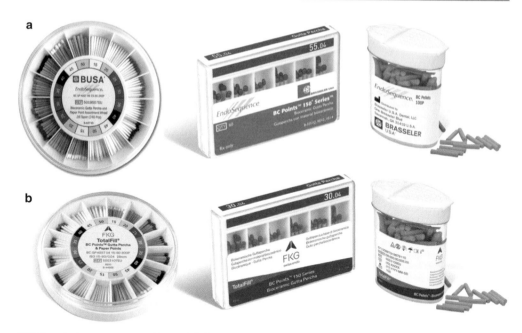

图5.5 （a）EndoSequence® BC牙胶尖、150系列牙胶尖与牙胶粒（从左至右）。（b）TotalFill® BC牙胶尖、150系列牙胶尖与牙胶粒（从左至右）。

在体温环境下实现三维根管充填[12]。研究表明，联合使用TotalFill® BC Sealer™/EndoSequence® BC Sealer™、TotalFill® BC牙胶尖/EndoSequenc® BC牙胶尖可以增加牙根强度，显著提高根管治疗后牙根的抗折性[29]。

　　研究显示，根管充填时过高的温度会使亲水性硅酸钙封闭剂变干，从而改变材料的性能，可能会影响根管充填的质量[31–32]。因此，制造商建议，如果医生更倾向联合使用常规（不耐高温）生物陶瓷封闭剂和热牙胶根管充填技术，则推荐使用150系列生物陶瓷牙胶尖和牙胶粒。使用这种新型低熔点牙胶尖和回填牙胶粒，可以在临床上实现通过常规生物陶瓷封闭剂与牙胶根管充填技术

严密充填根管而无须过度加热。150系列生物陶瓷牙胶粒在150℃时熔化，并且与大多数热牙胶回填枪适配，因此可用于热牙胶根管充填的回填阶段。然而，需要强调的是，制造商的建议并无充分的科学证据。近期研究表明，由于常规生物陶瓷封闭剂并非水基材料，因此能够耐高温受热，可以与热牙胶根管充填技术配合使用[29,31]。

4　生物陶瓷封闭剂的输送方式

　　目前可以使用多种方式将生物陶瓷封闭剂输送至已清理成形、干燥的根管中。常用方法包括：直接注射至根管内，或者是使用机用旋转器械（例如

螺旋输送器）将封闭剂导入根管内，也可以用主牙胶尖或手用锉蘸取封闭剂，将其涂抹至根管壁和根管腔内（图5.6）。有研究认为，封闭剂的输送方式会显著影响根管的封闭性和封闭剂渗透进入牙本质小管的深度[48]。也有研究表明，采用单尖充填技术时，封闭剂的输送方式会影响根管充填质量；但是对于侧方加压充填，封闭剂的输送方式不会影响根管充填质量[49]。

可以使用注射针头将预混合生物陶瓷封闭剂输送至根管中。首先，将灌装材料的注射器盖帽取下，轻柔地将注射针头按顺时针方向安装到注射器上。塑料注射头柔韧性好，便于预弯进入根管。注射针头必须到达根管中下1/3的深度[50]。通过推压注射器将少量封闭剂（具体的量取决于预备完成后的根管尺寸）轻柔、平稳地注射到根管中。使用小号的手用锉（15号或20号）或牙胶尖，将封闭剂轻柔地涂覆到根管壁上。每次使用完毕后，必须将注射针头按逆时针方向从注射器上取下并丢弃。然后，清洁注射器的表面，去掉多余的糊剂。将注射器盖帽紧紧地安装到注射器上。最后，将注射器放入铝箔包装袋中，室温存放于干燥处。

如果使用粉/液剂型的亲水性硅酸钙封闭剂（例如BioRoot™ RCS），必须按照制造商推荐的粉/液比例调拌封闭剂，并使用已试好的主牙胶尖将封闭剂导入根管[1]。当然，也可以使用注射器输送刚调拌的材料。先将该材料放入一次性注射器后部管腔，再将推栓重新插入注射器，并调整塑料注射针头（图5.7）。将注射针头放入根管至短于工

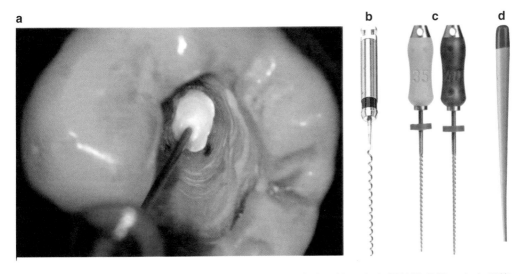

图5.6 可注射型亲水性硅酸钙材料的输送方式。（a）直接注射。（b）螺旋输送器。（c）根管锉。（d）主牙胶尖输送。

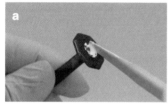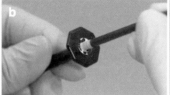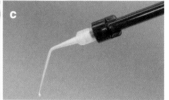

图5.7 （a）将刚调拌的BioRoot™ RCS放入注射器中。（b）重新插入推栓。（c）调整注射器尖端。

作长度约2mm处，轻轻按压注射器的推栓同时缓慢后退，直到在根管口处见到封闭剂。使用注射器输送封闭剂的优点在于能确保封闭剂更好地分布于根管腔内。

5　根管充填技术

可注射型亲水性硅酸钙水门汀可与目前所有的根管充填技术联合使用，包括冷侧压充填技术、热牙胶充填技术、单尖充填技术及其他改良的根管充填技术[4,19]。研究表明，如果严格按照适应证和操作指南，以上各种根管充填技术都会取得满意的效果[4,6,17]。

5.1　冷侧压充填技术

冷侧压充填技术是过去几十年来世界范围内最流行的充填方法[1,50-51]。在冷侧压充填技术中，亲水性硅酸钙封闭剂的使用方法与传统封闭剂相同[4,25]。

根管预备完成后，选择与主锉号数相对应的纸尖，轻轻插入根管至工作长

度来干燥根管。需要注意的是，当使用亲水性硅酸钙水门汀行根管充填时，切忌过度干燥根管，因为其固化需要有一定的水分[13,49,52]。取出纸尖时，如果纸尖的尖端3～4mm潮湿，则根管足够干燥，又不至于过度干燥。这表明有充足水分能够引发硅酸钙封闭剂发生水合反应并固化[49,53]。选择主牙胶尖（图5.8a）及与主牙胶尖号数和锥度一致的主牙胶尖[54-55]。试主胶时，如果在根尖区有"摩擦感"或者"回拉"阻力，则表明主牙胶尖合适。选择好合适的牙胶尖后，拍摄根尖片以确定主牙胶尖在根管内的位置是否恰当。然后，将封闭剂涂布至根管壁和根管腔内。主牙胶尖的尖端蘸取少量封闭剂，缓慢地插入根管至工作长度。使用侧压器顺着主牙胶尖插入到距工作长度1～2mm的深度，将主牙胶尖压实[51]（图5.8b）。在弯曲根管中，侧压器进入的深度也可以达到距工作长度3～4mm[1,44]。研究表明，使用常规封闭剂进行根管充填时，侧压器进入根管的深度与根管充填质量具有相关性[56-57]。还要注意选择与侧压器尺寸相

匹配的副牙胶尖。

建议使用镍钛侧压器代替不锈钢侧压器，特别是在弯曲的根管中，因为镍钛侧压器具有更好的柔韧性，能减少应力，并且可以插入根管更深的位置[58-59]。需要注意的是，如果选择锥度较大的主牙胶尖进行根管充填，则侧压器能够进入根管的深度将显著降低[24,60]。侧压结束后，按照逆时针方向连续旋转，同时取出侧压器。将副牙胶尖插入侧压器在根管内挤压出的腔隙内（图5.8c），重复该过程，直到侧压器无法进入根管口下方3～4mm以下（图5.8d）。由于封闭剂的流动性好，由侧压器挤压产生的充填副牙胶尖的腔隙很快会被具有流动性的封闭剂充盈。这使得侧压充填过程变得更复杂，因为医生无法看清应当插入副牙胶尖的位置。为避免这种情况，建议使用适量的封闭剂。另外，可以使用棉球去除多余的材料。使用携热器去除多余的牙胶，并使用垂直加压器轻轻地将牙胶压实来完成充填。如果充填的是粗大的根管，大量的副牙胶尖可能会填满开髓口，视野和操作性将变差。为了便于充填操作，可以去除多余的牙胶，继续侧压充填，以确保充填物具有良好的紧实度和均质性[61]。充填完成后，必须拍摄X线片确认充填质量，并进行临时或永久修复。

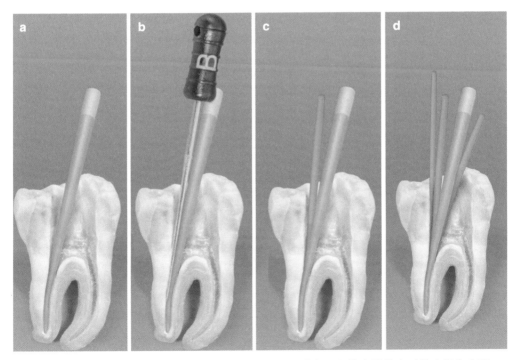

图5.8　（a～d）使用主牙胶尖、副牙胶尖、侧压器进行冷侧压根管充填的主要临床操作步骤。

5.2   热牙胶充填技术及其改良技术

有研究认为亲水性硅酸钙封闭剂不能与热牙胶充填技术配合使用，因为高温会对封闭剂的物理性能产生不良影响[31-32,62]。然而，正如本章前文所述，只有水基硅酸钙封闭剂（例如BioRoot™ RCS）对高温敏感[52,63]。而所有的非水基硅酸钙封闭剂可以与各种冷牙胶和热牙胶充填技术一起配合使用[14,29,31]。因此，对于如何将新型亲水性硅酸钙封闭剂与热牙胶充填技术配合使用，医生有很多选择。

使用纸尖干燥根管后，选择主牙胶尖（图5.9）。主牙胶尖一般距离工作长度0.5~2mm，并且在根尖区有"摩擦感"或者"回拉阻力"。如果牙胶尖在根尖区无紧缩感，可以用无菌手术刀片每次切去尖端0.5mm来进行调整。然后，选择一支能进入根管、距离工作长度3~5mm的携热器，使用橡胶止动片来标记携热器的参照点。使用前文中推荐的技术将封闭剂输送到根管中。主牙胶尖尖端1/3涂布封闭剂，轻轻地插入根管内，使用携热器去除冠部牙胶，同时剩余的牙胶被软化。然后，用垂直加压器将软化的牙胶压实并将其推向根方。重复该过程，直到根尖1/3的根管完成充填。再用热融牙胶回填根中1/3及冠方1/3的根管，最好是使用前文介绍的生物陶瓷牙胶粒，加热后用垂直加压器将软化的牙胶压实。当根管充填完成后，拍摄根尖片以确认根管充填的质量。

近年来，在临床上最流行的热牙胶连续波充填技术是对"经典的"热牙胶垂直加压技术进行的改良。该技术使用专用的双线或无线设备，将能够进行根管热压及回填的装置（使用专用牙胶粒）组合在一起（图5.10a）。根据主锉的号数和锥度来选择主牙胶尖，进入根管的深度要比工作长度短0.5~2mm，携热尖能到达距工作长度约5mm的深度（图5.11）。先将预混合或刚调拌的亲水性硅酸钙封闭剂输送至根管中，然后再插入主牙胶尖。开启携热器清除冠部多余的牙胶。用垂直加压器将根管口和根管冠部的材料压实。携热尖保持根尖方向的压力，开启加热后迅速向根尖移动到距工作长度约5mm深度。然后停止加热，根尖方向的压力持续保持5~10秒。待牙胶冷却后，再将携热尖加热1秒，使之与根管中的牙胶团分离后迅速退出根管。选用小号垂直加压器，将剩余的牙胶轻轻向根尖方向压实。拍摄X线片来确认根尖部的充填情况。使用回填枪将热塑牙胶注射到根管中：首先将加热的回填针头插入根管下段的牙胶团中，用注射针头加热牙胶团2~5秒，然后将加热后具有流动性的热塑牙胶推注入根管中。

对于细窄的根管，可以一次性

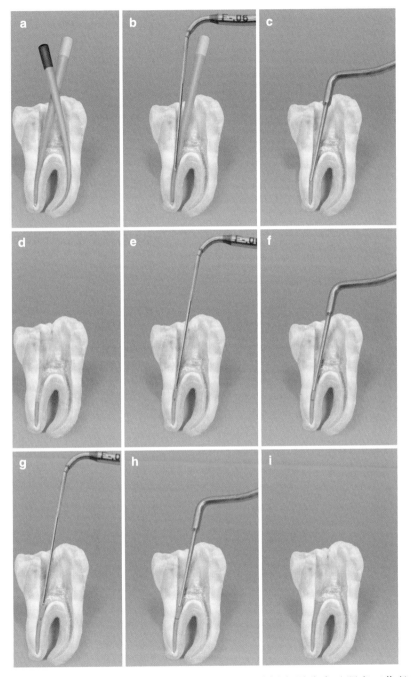

图5.9 "经典的"热牙胶垂直加压充填技术。(a)选择主牙胶尖(距离工作长度0.5～2mm)。(b)使用携热尖去除主牙胶尖的冠方部分。(c)使用垂直加压器向根方压实牙胶。(d)根尖充填完成。(e)将牙胶粒放入根管并加热。(f)使用垂直加压器将加热后的牙胶粒向根尖方向压实。(g)在根管中部和冠部1/3重复放置和加热牙胶粒这一过程。(h)使用垂直加压器将软化的牙胶压实。(i)完成根管充填。

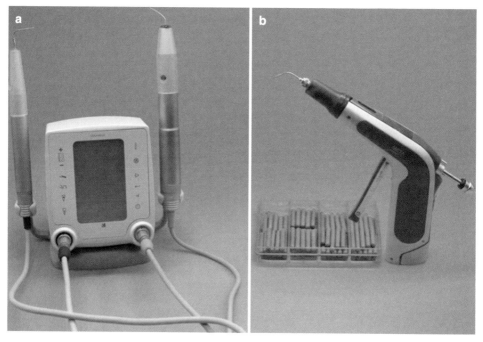

图5.10　连续波充填技术设备。（a）用于下压充填和回填的有线Elements™热牙胶根管充填系统。（b）用于根管回填的热融牙胶注射枪。

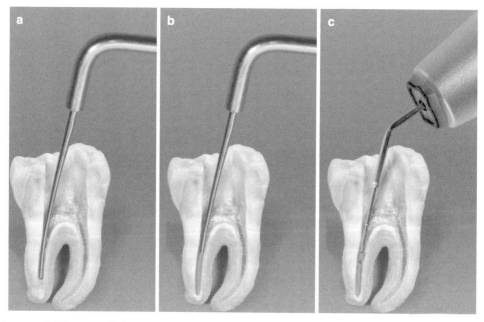

图5.11　使用Elements™热牙胶充填设备完成连续波充填技术。（a）试Buchanan携热尖。（b）启动携热器并进行热垂直加压。（c）使用热融牙胶注射枪进行回填。

完成牙胶的回填。然而，在较粗大的根管中，建议每次向根管的冠方回填3～5mm的热牙胶，直到充填至根管口为止。使用较大号的垂直加压器压实回填的牙胶，减少牙胶冷却过程中可能出现的体积收缩。根据根管的尺寸，可以分1～3个步骤进行根管回填，直到根管完全填满为止。此外，可以使用专用的回填枪进行回填，可以用牙胶粒代替专用的牙胶胶囊（图5.10b）。每次注入少量软化的牙胶，并按照下面介绍的方法压实。有观点认为，生物陶瓷牙胶粒与普通的牙胶粒相比，与生物陶瓷封闭剂结合使用会取得更好的效果，可以确保根管充填更加均质[64]，然而目前没有充足的证据支持这一观点[4,65]。根管充填完成后，需要拍摄根尖片来评估充填质量，然后清洁髓腔，使用临时或永久充填材料进行冠方封闭。

值得一提的是，由于亲水性硅酸钙封闭剂具有良好的流动性和稳定性，加压充填更容易，不需要像使用传统封闭剂进行根管充填时具有较严格、精细的操作要求。由于传统封闭剂会随着时间的推移而逐渐收缩，所以在加压充填过程中必须严密压实牙胶，将根管壁上过多的封闭剂推挤开，从而使根管中的牙胶量尽可能多，封闭剂尽可能少而薄。而亲水性硅酸钙封闭剂体积稳定，可以进入根管的不规则区域、峡部和牙本质小管中[11,29,49]。因此，即便没有严密压

实软化的牙胶，封闭剂的厚度也不会影响根管充填的质量[31,64-66]。

5.3　单尖充填技术

可注射型亲水性硅酸钙封闭剂的优越性能使得一种简化的根管充填技术——单尖充填技术逐渐在临床中普及[12,15]。单尖充填技术需要与可注射型亲水性硅酸钙封闭剂和单支主牙胶尖配合使用，该牙胶尖与主锉的号数和锥度相匹配[4,31]。初步临床研究结果显示这种简化的根管充填技术与亲水性封闭剂联合使用可以取得与侧方加压充填或热牙胶充填相似的临床疗效[12,14,17]。

当冷牙胶充填技术与亲水性硅酸钙封闭剂配合使用时，会降低操作难度并且具有临床实用性[8,15]。在根管清理成形完成后干燥根管，如前所述选择主牙胶尖（图5.12a）。切忌过度干燥根管，因为亲水性硅酸钙封闭剂的固化需要水分[24-25]。建议使用与主锉具有相同号数和锥度的牙胶尖[4,6,67]。按照制造商推荐的方法调拌根管封闭剂，使用常规方法将其输送至根管中。由于亲水性硅酸钙封闭剂具有良好的流动性，因此推荐通过注射将封闭剂输送至根管中，因为通过这种输送方法，进入根管的封闭剂量更多，并且可以在根管中更好地分布[4,6,68]（图5.12b）。如果使用灌装在注射器中的预混合封闭剂，则不需要

在使用前进行调拌。将封闭剂注入根管后，使用试好的主牙胶尖尖端蘸取少量封闭剂（图5.12c），插入根管至工作长度（图5.12d，e）。

牙胶尖插入根管时必须轻柔、缓慢，因为快速插入牙胶尖可能将封闭剂挤入根尖周组织中，或者在封闭剂中形成孔隙[4,6,69]。主牙胶尖在根管内产生液压，从而使封闭剂在根管腔、不规则区域和峡部得到更好的分布，并促进材料进入牙本质小管[13,31,69]。此外，如果初次治疗失败，主牙胶尖的存在使得牙齿还可以进行再治疗。使用携热器在根管口水平去除多余的牙胶尖，然后使用湿棉球清洁髓腔。如果根管粗大，可以将副牙胶尖被动地放入根管，而无须侧压。由于亲水性硅酸钙封闭剂固化过

程中不收缩，因此没有必要通过侧压增加根管中牙胶的量而减少封闭剂的量[8,17]。

单尖充填技术操作简单，医生容易掌握，不需要很长的学习周期。显微CT评估显示，全科口腔医生、牙髓病专科医生、牙髓病学专业研究生及高年级牙科学生使用单尖充填技术（单根牙胶尖和亲水性硅酸三钙封闭剂BioRoot™ RCS）进行根管充填，都可以取得满意的效果（图5.13）。因此，使用这种简化的根管充填技术能否获得满意的效果并不取决于操作者的临床经验和操作技能。

冷侧压或热垂直加压技术的临床操作更复杂，器材价格高且操作时间较长[15,51]。研究表明，弯曲根管的根尖1/3

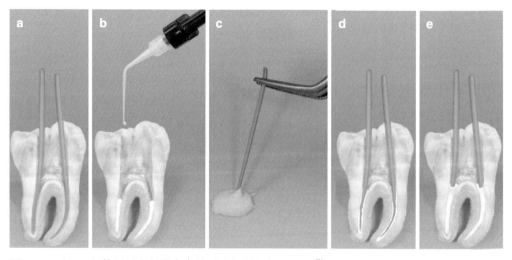

图5.12　（a~e）使用可注射型亲水性硅酸钙封闭剂BioRoot™ RCS配合单根牙胶尖进行单尖充填技术的主要临床操作步骤。

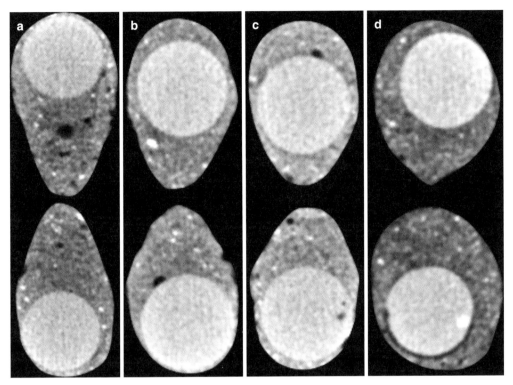

图5.13　全科口腔医生（a）、牙髓病专科医生（b）、牙髓病学专业研究生（c）及高年级牙科学生（d）使用单尖充填技术（BioRoot™ RCS和单根牙胶尖）完成根管充填后拍摄的显微CT影像（横截面图像）。（未公开发表的数据）

部分通常仅充填了主牙胶尖，因为在弯曲根管中很难将侧压器和副牙胶尖插入理想的深度[70-71]。虽然目前缺乏长期的临床研究数据来证实单尖充填技术的临床效果，但是已有研究认为，使用单根牙胶尖配合可注射型硅酸三钙封闭剂进行根管充填的成功率可达90.9%[15,72]。近期研究表明，亲水性硅酸钙封闭剂和单尖充填技术结合使用时与其他充填材料、充填技术相比，并不会增加失败病例的再治疗难度[30,73-74]。简化的根管充填技术，与体积稳定、具有良好生物相容性及生物活性的封闭剂配合使用时，即便是对于难度较大的根管再治疗病例，也具有良好的临床应用前景（图5.14）。

6　结论

目前，大多数市场上销售的可注射型亲水性硅酸钙材料具有相同的化学成分，并且具有类似的物理、生物和操作性能。目前，亲水性硅酸钙封闭剂已进行了广泛研究，并且亲水性硅酸钙封闭

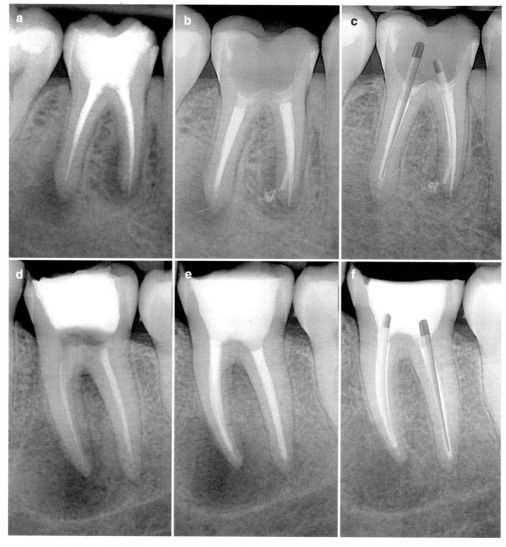

图5.14 右下第一磨牙（a~c）和左下第一磨牙（d~f）伴有大范围根尖周病变（a，d）。采用常规清理成形术进行根管再治疗，使用氢氧化钙封药1周。使用BioRoot™ RCS封闭剂（b）和 TotalFill® BC封闭剂（e）配合使用单根大锥度牙胶尖充填根管。根管再治疗后8个月，根尖周病变明显愈合（c，f）。

剂配合使用单尖充填技术的临床疗效已得到验证。然而，对于医生来说，很难更换日常临床工作中已经熟悉和熟练掌握的材料、技术。大量研究证实，具有生物相容性、生物活性和抗菌性的亲水性硅酸钙材料在固化时略微膨胀，配合使用简便易行的单尖充填技术进行充填时可保持体积稳定，其充填效果优于侧方加压，并且能够取代后者成为最高效的根管充填技术。

第6章　生物陶瓷材料在处理根管治疗并发症中的应用

Bioceramic Materials for Management of Endodontic Complications

Saulius Drukteinis

1　引言

在三氧化矿物聚合体（MTA）用于髓腔穿孔修补之前，髓腔穿孔修补的成功率相对较低，原因是所使用的材料生物相容性和封闭性较差、细胞毒性高并且具有疏水性[1]。MTA的应用改变了根管治疗并发症的处理、活髓保存治疗以及牙髓再生治疗等治疗的标准。然而，MTA具有许多局限性，例如调拌困难、固化时间长、操作性较差、材料输送困难、可能导致牙齿变色以及存在有毒成分等，因此对于许多医生来说，MTA的应用具有一定的挑战性[2-3]。

在过去10年中，许多种亲水性硅酸钙材料作为根管封闭剂或根管修补材料进入市场[4-5]。其中一些是对MTA的配方进行了改良，优化了其物理、化学、生物学特性，使其更适合于临床使用[6-7]。目前的剂型包括具有流动性的糊剂或呈固体状的膏剂型、油泥剂型。这些材料主要的生物学特性非常相似，只是操作特性和适应证存在区别[8]。

2　处理根管治疗并发症的材料

处理根管治疗并发症的材料种类繁多，包括：预混合即用型糊剂或粉/液调拌制剂。其中一些材料只建议用于修补根管，而有些材料除了可用于处理根管治疗并发症和修补根管外，还可以作为封闭剂或生物性充填材料用于根管充填。可注射型亲水性硅酸钙材料的主要优点是易于操作和临床应用范围广[8-9]。

S. Drukteinis (✉)
Institute of Dentistry, Vilnius University,
Vilnius, Lithuania

© Springer Nature Switzerland AG 2021
S. Drukteinis, J. Camilleri (eds.), Bioceramic Materials in Clinical Endodontics,
https://doi.org/10.1007/978-3-030-58170-1_6

2.1 iRoot® BP、EndoSequence® BC RRM™和TotalFill® BC RRM™膏剂型

iRoot® BP、EndoSequence® BC RRM™和TotalFill® BC RRM™是第一代即用型预混合膏剂型亲水性硅酸钙材料，用于根管修补以及根管外科手术[10-11]（图6.1a）。这些材料虽然品牌不同，但是它们具有相同的化学成分、物理与生物学特性、操作特性以及相似的疗效[10,12]。这些硅酸钙材料在潮湿环境中不会收缩、具有X线阻射性、不含铝，需要有水的存在才能固化和硬化。RRM膏剂型和生物陶瓷糊剂型的主要区别在于前者包含更多的填料颗粒，黏稠度更高且含有不同的阻射剂[9,11,13]。这些材料灌装在成品注射器中用于根管修补。注射器带有灵活的注射针头，便于进入

根管内。据制造商介绍，这些材料的操作时间为30分钟，由根管内水分引发的固化反应在4小时内完成，并且高度依赖于根管内的水分。牙本质小管内存在的水分足以为固化反应提供所需。因此，在放置这些材料之前不需要在根管中额外添加水分；但是也不能过度干燥根管（例如使用酒精）。这些材料适用于修补根管穿孔、牙根吸收，根管倒充填，根尖屏障术以及盖髓术[14-15]。

2.2 iRoot® BP Plus、EndoSequence® BC RRM™和Total-Fill® BC RRM™油泥剂型

这几种材料都是预混合白色亲水性油泥剂型材料，用于更易进入的、面积更大的穿孔，牙根吸收，根尖屏障术和倒充填等永久性修补[16]。材料以

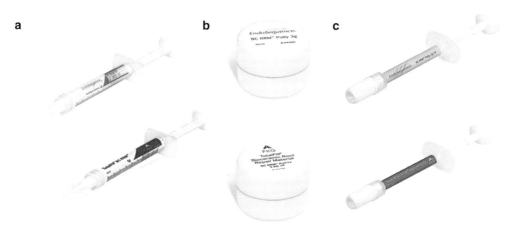

图6.1　EndoSequence® BC RRM™（上排）和TotalFill® BC RRM™（下排）不同剂型的根管修补材料：膏剂型（a）、油泥剂型（b）和快速固化油泥剂型（c）。

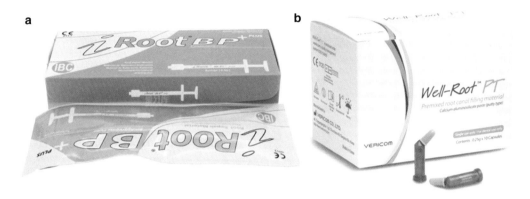

图6.2 iRoot® BP Plus（a）和Well-Root™ PT（b）膏剂型是亲水性硅酸钙材料，用于修补根管以及处理根管治疗并发症。

预混合可加压油泥剂型的形式出现。与RRM膏剂型相比，黏稠度略高且更具可塑性[17]。

油泥剂型材料的主要成分是硅酸钙，具有X线阻射性且不含铝，需要有水分存在才能固化变硬[11]。固化过程中不收缩，并具有出色的物理性能。其无机成分主要包括硅酸三钙、硅酸二钙和磷酸钙[18]。由于这些材料与不含水但是可溶于水的介质预混合，因此在储存过程中不会凝固，仅在潮湿环境下才会硬化[19]。RRM油泥剂型与膏剂型相似，工作时间超过30分钟，固化时间为4小时[20]。EndoSequence® BC RRM™和TotalFill® BC RRM™油泥剂型包装在塑料小罐子中[15]（图6.1b），而iRoot® BP Plus可以包装在塑料小罐子或注射器中（图6.2a）。

2.3 iRoot® FS、EndoSeque-nce® BC RRM™和TotalFill® BC RRM™快速固化油泥剂型

iRoot® FS、EndoSequence® BC RRM™和TotalFill® BC RRM™快速固化油泥剂型是在RRM膏剂型配方的基础上进行的改良[10,15]。这些材料具有相同的性质和X线阻射性，但它们的化学组成略有不同，20分钟内即可固化[12-13]。由于加快了水合反应并缩短了固化时间，这些材料具有较强的耐冲失能力，在一些特殊的临床情况下具有明显的优势[21]。

这些材料与它们的初始配方Endo-Sequence® BC RRM™和TotalFill® BC RRM™一样包装在Sanidose™注射器中，方便随时取用（图6.1c）。这些材料具有理想的黏稠度、可塑性并且便于操作，因此具有广泛的适应证[11]，其主要的临床优势是出色的生物相容性、生

物活性和成骨潜能[22-23]。此外，还具有抗菌活性、高碱性（pH高达12）、亲水性，以及不会导致牙齿硬组织明显变色等优点[10,24]。

2.4　Well-Root™ PT

Well-Root™ PT（Vericom，Gangwon-Do，Korea）（图6.2b）是一种即用型预混合生物陶瓷膏剂，用于盖髓、根管修补以及根管外科手术，主要成分是铝硅酸钙，不溶于水且具有X线阻射性，需要水的存在才能固化和硬化[9]。Well-Root™ PT在固化过程中不会收缩，并表现出优异的物理和生物学特性[25-26]。研究表明，该材料不会产生炎症反应，并具有生物活性，可促进矿化[9]。有研究使用EDS检测出材料中含有钠、镁、铝、钛等元素[25]，然而Well-Root™ PT

中所含重金属的临床意义仍需进一步研究[27]。一套Well-Root™ PT中包括10个胶囊（0.25g），可以使用专用注射枪将其输送至指定部位（图6.2b）。

2.5　Biodentine®

Biodentine®由Septodont（Saint-Maur-de-Fossés Cedex, France）公司生产，主要成分为硅酸三钙、碳酸钙，以氧化锆作为阻射剂，其液体成分中含有促凝剂（氯化钙）。Biodentine®是一种具有生物活性的牙本质替代材料，其机械性能接近天然牙本质，在冠部和根部都可以作为牙本质的替代物[28-29]。

据制造商介绍，"Active Biosilicate Technology®"可确保Biodentine®硅酸三钙的纯度，这正是其与MTA的不同之处。MTA是一种改良波特兰水门汀

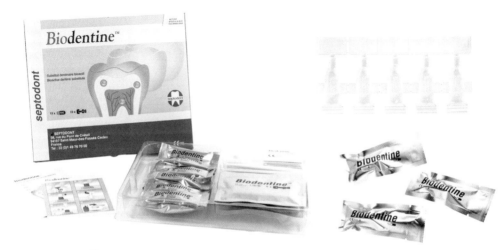

图6.3　Biodentine®的包装中包含单剂量粉末胶囊和液体小瓶。

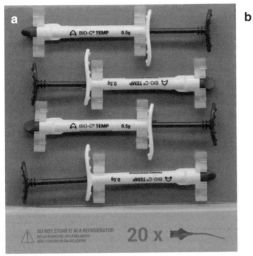
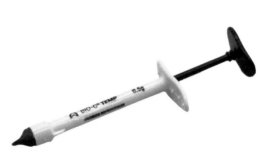

图6.4　生物陶瓷类根管封药材料BIO-C® TEMP的包装（a）和注射器（b）。

的材料，含有少量金属杂质[30-31]。然而，在Biodentine®中仍发现有砷、铅和铬的残留，但是由于在生理盐水中释放的量极低，仍被认为是安全的材料[32]。Biodentine®由粉末和液体成分组成（图6.3）。根据使用说明，将5滴液体挤入胶囊，然后在银汞调拌机中以4000～4200r/min的速度混合30秒。混合后，打开胶囊并检查材料的黏稠度。如果需要更高的黏稠度，建议混合30秒至1分钟，然后再次检查[33]。

　　Biodentine®的固化时间为12分钟，比MTA短得多[34]。临床上使用Biodentine®的过程中，做好术区的隔湿非常重要，因为水或液体的存在将延长固化时间。Biodentine®固化速度更快是由于粉末颗粒更小而反应面积更大。同时，液体中的氯化钙加速了Biodentine®的固化反应，而碳酸钙粉末的存在则加快了材

料的水合反应[35-36]。水溶性聚合物在提高粉末密度方面起关键作用，只需少量的水即可获得理想的黏稠度[31]。Biodentine®的阻射剂是氧化锆，而MTA的阻射剂是氧化铋，这是二者的另一个重要区别[37-38]。

3　生物陶瓷类根管消毒材料

　　具有抗菌性的根管临时封药材料广泛用于牙髓坏死伴根尖周炎的患牙的根管消毒以及根管治疗并发症的处理[39]。氢氧化钙是首选的根管封药材料，可最大限度地消毒根管[40-42]。BIO-C® TEMP是第一代即用型生物陶瓷类根管封药材料（图6.4）。制造商建议将其用作传统氢氧化钙的替代材料[43]。其适用于死髓牙的根管治疗、根管再治疗，以及在使用牙根修补材料修补穿孔，处理牙根

内、外吸收之前进行根管内封药，或者用于根尖诱导成形术。

该材料的成分包括：硅酸钙、铝酸钙、氧化钙、钨酸钙和氧化钛。具有良好的生物相容性，可以随时取用，具有高碱性［pH为（12±1）］和X线阻射性（9mm厚铝板）[43]。糊剂灌装在0.5g的注射器中，与大多数预混合生物陶瓷材料一样，通过安装在注射器尖端的塑料注射针头输送到根管中。

使用前，应按照标准流程冲洗根管，并用吸潮纸尖干燥根管。建议将注射器前端的部分材料废弃，因为这些材料可能硬度较大。将塑料注射针头连接到注射器上，进入根管内到达距离工作长度1～2mm的位置。BIO-C® TEMP应边注射边回退逐渐充满整个根管。清理髓腔中多余的糊剂，并用临时充填材料封闭开髓孔。最后在根管充填前，使用次氯酸钠和17%EDTA溶液去除BIO-C® TEMP，并且超声荡洗3次，每次10秒。

必须注意的是，该产品对潮湿环境敏感，因此使用后应挤出包装袋内的空气，然后再封闭包装袋，以防止材料变硬。该材料不应冷藏存放。据制造商介绍，这种糊剂很容易从根管中冲洗出来，因此不需要额外使用柠檬酸冲洗。然而，传统的氢氧化钙糊剂很难从根管中去除。

4 根尖屏障术

对于牙根未发育完成但是牙髓已经坏死的牙齿，当患牙不符合牙髓再生治疗的适应证时，应选择进行根尖屏障术[44]。由于年轻恒牙根管壁较薄且根尖未发育成熟，因此医生在临床上面临的主要难题是根管的清理成形和充填[44-45]。未发育完成的根管壁通常很薄弱，很容易折裂，因此需要进行微创根管预备[46]。同时，由于根尖未发育成熟，很容易将冲洗液和充填材料推出到根尖周组织中[47]（图6.5a）。

数十年来，氢氧化钙一直是根尖诱导成形术的首选材料，需要患者多次就诊，成功率尚可[48]。然而，封药期间患牙冠部的微渗漏容易导致根管再污染、增加牙体折裂的风险、降低根尖诱导成形术的成功率[48]。因此，多年以来一些医生选择使用MTA来进行"一步法"或"两步法"根尖屏障术，具有较高的成功率[49]。但是，MTA具有很多缺点，包括使用前需要调拌、操作性差、输送较为困难、固化时间长、导致牙齿硬组织变色以及含有毒性成分，因此使用MTA对很多医生来说颇具挑战[16]。

在过去10年中，亲水性硅酸钙材料用于根尖屏障术，取得了与MTA相似的成功率[14,50]。其物理、化学和生物学特性有所改善，临床操作更加简单，并且不会导致牙齿硬组织变色，这些特性

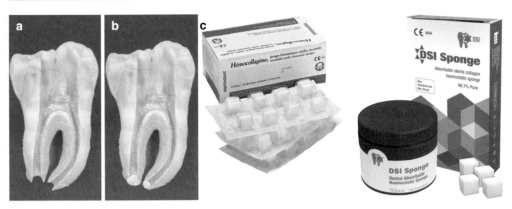

图6.5　（a）下颌磨牙的牙根未发育成熟，根尖孔敞开呈喇叭口状。通常使用胶原或止血材料（c）制备根尖屏障（b），以防止修补材料推出根尖孔。

使其优于MTA[6,47]。一些半固体亲水性硅酸钙材料，例如Biodentine®、iRoot® BP Plus、EndoSequence® BC RRM™和TotalFill® BC RRM™等材料在根尖未发育成熟的病例中用于制备根尖屏障[13,51]。这些材料的使用方法与MTA非常相似。在使用这些材料之前，医生需要考虑所要采用的根管充填技术。这些材料可以只用于充填根尖4～6mm[52]；或者可以充填整个根管直至根管口，甚至充填和修复整个根管、髓腔及开髓口[13]。如果充填至开髓口，该材料将作为牙本质的替代品，以期增加牙冠和牙根的强度。研究表明，使用Biodentine®充填根管、髓腔及开髓口，作为牙本质的替代物，可提高牙齿的抗折裂能力、使用寿命及生存率[53-54]。

由于根尖孔敞开呈喇叭口状，在进行根尖屏障术前，通常需要在根尖放置基质材料，以避免或最大限度地降低将亲水性硅酸钙材料推出根尖孔的风险（图6.5b）。尽管生物陶瓷材料具有优异的生物学特性和生物相容性，但仍然要避免将其推出根尖孔[47,50,55]。可用作基质的材料有很多，其中止血海绵或胶原海绵最为常用[45,47,56]（图6.5c）。在制备根尖屏障之前，首先选择合适的垂直充填器，轻柔地将基质材料输送至根尖周区域。这些材料可以被根尖周组织耐受，并且可以在几天内被吸收[45,56]。这些基质材料不仅可以作为机械屏障，还起到控制水分的作用，可以保护亲水性硅酸钙材料免受组织液或血液的污染和冲刷[51]。

使用橡皮障隔离患牙，开髓后使用恰当的根管器械和冲洗液预备根管（图6.6a）。预备完成后，使用纸尖干燥根管，但是不要过度干燥。如前所述，使用胶原海绵作为根尖基质材料（图6.6b）。如果根尖屏障材料在使用

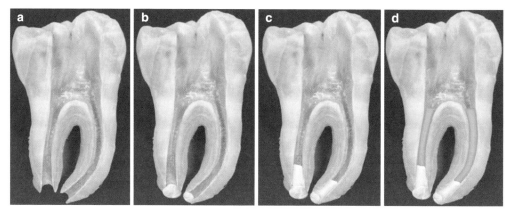

图6.6　使用Biodentine®或RRM油泥剂型分两次完成根尖屏障术。在第一次就诊时，由于患牙根尖未发育成熟（a），需要将基质材料放置在根尖周区域（b），放置4~6mm的根管修补材料作为根尖屏障（c）；在第二次就诊时，使用牙胶和封闭剂充填剩余根管部分（d）。

之前需要调拌（例如Biodentine®），应该按照产品说明书进行操作。预混合亲水性硅酸钙材料在使用前不需要特殊处理[11]。使用合适的器械将材料输送到根管，并使用垂直充填器轻轻压实（图6.6c）。有学者认为间接使用声波或超声震荡可降低材料的孔隙率并提高封闭性[57-58]，然而这种观点目前缺乏充分的科学依据。该步骤完成后应拍摄根尖片，以检查材料是否均匀、位置是否正确。如果发现材料中有空隙或根尖封闭的长度不足，则应补充材料并压实，重新拍摄根尖片。

近年来，iRoot® FS、EndoSequence® BC RRM™和TotalFill® BC RRM™等快速固化油泥剂型材料进入临床，成功用于制备根尖屏障[13]。这些材料的固化时间较短，因此患者单次就诊即可完成整个治疗，这与传统的油泥剂型材料相比更

具有优势，并且与Biodentine®的操作过程非常相似[13]。

如果将亲水性硅酸钙材料用作制备根尖屏障，那么根管剩余部分应使用热牙胶和封闭剂充填。这一操作通常在第二次就诊时进行，因为亲水性硅酸钙材料固化所需时间较长，无法在初次就诊完成整个治疗过程。根尖屏障材料初步固化后，用可注射型氢氧化钙糊剂充填剩余根管空间，并放置临时充填材料。第二次就诊时，在无菌条件下去除临时充填材料和根管中的氢氧化钙糊剂，使用牙胶和封闭剂充填剩余根管部分（图6.6d）。

治疗完成后，牙冠应进行永久修复。如果整个根管都是使用亲水性硅酸钙材料充填的，则在初次就诊时仅需要使用临时充填材料充填髓腔，然后在第二次就诊时进行最终修复。

如前所述，为了最大限度地利用亲水性硅酸钙材料增强牙齿整体的抗折性，并替代患牙根部、颈部、冠部牙本质，建议使用Biodentine®或RRM油泥剂型充填整个未发育完成的根管、髓腔以及开髓洞口[53]。随访3~6个月，去除咬合面表层几毫米固化的亲水性硅酸钙材料，使用复合树脂材料完成最终修复[59]（图6.7）。

根尖未发育完成的牙齿根管粗大，即使没有放大镜或显微镜的辅助，也很容易到达根尖，进行根尖屏障术，但在一些临床情况下仍然具有挑战性，例如存在重度弯曲根管的多根牙。此时，iRoot® BP、EndoSequence® BC RRM™和TotalFill® BC RRM™膏剂型可用来行"两步法"根尖屏障术。首先制备4~6mm根尖屏障，然后使用牙胶和封闭剂充填根管剩余部分（图6.8）。

当选择使用RRM膏剂型充填整个根管至根管口水平时，可进行"一步法"根尖屏障术（图6.9）。

对于"一步法"或"两步法"根尖屏障术，橡皮障隔离、根管清理成形，以及最终冠部修复的临床操作步骤与上述应用油泥剂型材料时完全相同。

5　穿孔修补

医源性失误，例如造成根管偏移、台阶、根管歧坡等，会导致根管穿孔。根管再治疗时穿孔风险显著提高[60-61]。穿孔区域的可视化是治疗成功的关键。然而，即便使用牙科手术显微镜，也无法直接观察到位于弯曲根管后方的穿孔[62]。这会增加根管修补材料的输送难度，充填过程中缺乏有效的控制，从而导致根尖封闭不良[63]。

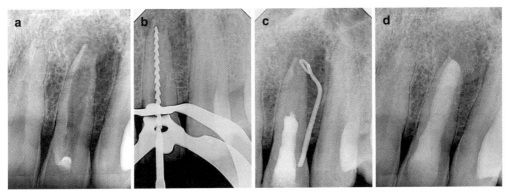

图6.7　使用Biodentine®完成上颌切牙的根尖屏障术。在第一次就诊时，术前根尖片显示，患牙牙根未发育完成，根管壁薄弱，伴有根尖周病变（a）。根管清理后，使用氢氧化钙糊剂封药10天（b）。在第二次就诊时，可见窦道（c）；重新清理根管并更换氢氧化钙糊剂。在第三次就诊时，患牙未出现任何不适症状或体征，根尖周放置基质材料并使用Biodentine®充填整个根管、髓腔及开髓洞口（d）。

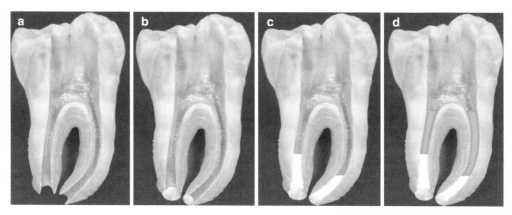

图6.8 使用RRM膏剂型进行"两步法"根尖屏障术。在第一次就诊时，由于根尖孔未发育完成（a），因此在根尖周放置基质材料（b），并使用RRM膏剂型制备4~6mm根尖屏障（c）。在第二次就诊时使用牙胶和封闭剂充填根管剩余部分（d）。

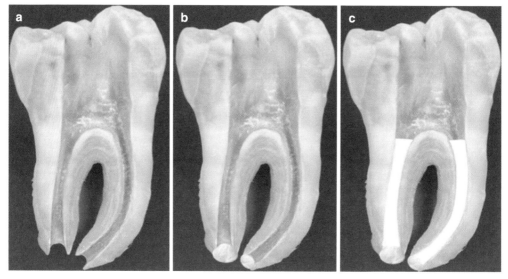

图6.9 使用RRM膏剂型进行"一步法"根尖屏障术，充填整个根管。由于根尖孔未发育完成（a），因此在根尖周放置基质材料（b），并使用RRM膏剂型充填整个根管（c）。

5.1   定义、病因和临床表现

　　根管穿孔是指根管系统与牙周组织之间的连通[64]。穿孔可由龋齿或牙根吸收等病理过程引起，也可来自医源性失误产生的并发症，例如根管治疗——尤其是再治疗（根管歧坡、带状穿孔、根分叉穿孔）以及根管治疗后患牙的修复过程（例如桩道预备时的穿孔）。研究表明，53%的穿孔发生在修复治疗过

程中，而47％的则发生在根管治疗过程中[2]。当穿孔发生时，如果不使用具有生物相容性的材料处理穿孔，牙周组织就会发生炎症反应[65]。该炎症是由根管治疗器械或钻针造成的机械损伤和碎屑、微生物及其副产物进入穿孔部位引起的[64]。

在临床上发现穿孔后应立即修补穿孔，修补不及时可能导致患牙预后不佳甚至无法保留[64]。有时，穿孔治疗需要多学科联合——包括手术和非手术治疗。从临床角度来看，穿孔的水平、位置、大小、形状和发生时间是影响治疗方法与结果的关键因素[1,61]。穿孔可能发生在根管的任意位置，而与牙根的冠1/3或根分叉穿孔相比，根尖和根中1/3的穿孔预后更好[62]。

穿孔可能发生在任何部位。它们可以位于牙根的颊侧或舌侧，近中或远中面。穿孔的封闭质量主要取决于穿孔的大小和形状——穿孔的尺寸越大，应覆盖和封闭的牙周组织的面积就越大。通常来说，侧壁或根分叉穿孔呈椭圆形，因为它们是车针或根管器械在一定角度下穿通牙本质壁而形成的。然而，在弯曲根管中由于根管偏移、台阶形成和根管过度预备导致的穿孔，其大小和形态存在很大变异，具体取决于牙根长度、弯曲角度和弯曲半径（图6.10），这使得对这些穿孔的处理更加复杂[66]。

根尖穿孔通常是由预备弯曲根管时器械使用不当导致的，从而造成根尖1/3根管偏移并破坏根尖的完整性。在这种情况下，最关键的是要找回原始的根管通路（使用预弯的手用器械，配合冲洗液大量冲洗）。如果通路成功找

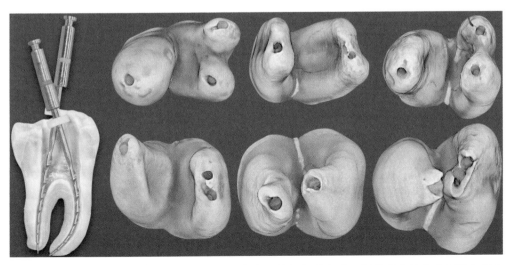

图6.10　显微CT三维重建图片显示下颌磨牙弯曲根管的各种穿孔。根管穿孔的大小和形态存在很多变异，随牙根的解剖特征而变化。

回，只需将原始的根管清理成形并充填，无须对穿孔进行其他处理，尤其是范围较小的"点状穿孔"。这种类型的穿孔在过去更常见。然而，目前大多数根管是使用根管马达驱动机用器械来成形的。如果使用大锥度机用镍钛锉在根尖区形成了穿孔，那么穿孔的大小要比器械尖端直径大得多。因为大锥度器械每隔1mm，器械直径就显著增加。如果器械的尖端尺寸相同，但锥度不同（例如0.4、0.6、0.7或0.8），则穿孔直径会发生很大变化。此外，合金材质也与弯曲根管的穿孔大小直接相关。所有的镍钛器械都具有所谓的"形状记忆"效应，并且有将弯曲根管拉直的趋势[67]。如果发生穿孔，并且器械旋转超出根尖孔，则穿孔的横截面形状将变得更加椭圆[68]。而控制记忆型镍钛器械不会对根管产生任何拉直效应，即使发生穿孔，"破坏"也较小[69]。

根中1/3的穿孔通常在根管清理成形的过程中或使用旋转工具（例如Peeso、Largo或Gates Glidden钻等）制备桩道时发生[70]。所有需要金属桩或纤维桩来进行冠修复的牙齿都有可能出现穿孔。为了避免这些穿孔的发生，医生在桩道预备前应了解以下几点：牙齿的倾斜度、解剖特征、牙根的弯曲度、根管壁厚度以及钻针的大小[71]。根中部的带状穿孔通常发生在下颌磨牙近中根或上颌磨牙近颊根的凹陷处[72]。如果术者使用刚性较大的不锈钢器械或大锥度根管器械预备根管，会去除过多的牙本质，进而导致根管穿孔。

当髓腔钙化或牙齿倾斜时，在开髓过程中可发生根分叉或牙根的冠1/3穿孔[73]。如果未考虑术前危险因素就进行桩道预备，也很容易发生穿孔。医生在定位钙化的根管口或失去解剖标志时，可能造成髓室底或冠1/3处穿孔。即使使用放大或超声设备也不能完全避免。如果不立即处理穿孔，则牙槽骨快速吸收、上皮萎缩和牙周袋形成的风险会增加[74]。这些牙周缺损的治疗较为困难，并影响牙齿的预后和存活[75]。

穿孔发生的时间和修补的时机是影响预后的重要因素[62]。穿孔会引起周围组织的炎症反应，长期存在的穿孔会导致牙周组织的严重破坏，从而使处理变得复杂，甚至导致牙齿被拔除[74]。因此，应尽快修补穿孔，最好在穿孔发生时立即进行处理[64,75]。

5.2　穿孔修补技术

牙根穿孔修补材料的选择在很大程度上取决于临床情况，例如穿孔的大小和位置、能否直达穿孔部位、能否在直视下完成修补材料的输送与放置，以及术者经验。如果临床情况复杂，医生无法恰当地输送和充填油泥剂型修补材料，建议使用可注射型材料。因为亲水性硅酸钙材料具有较好的流动性和渗透性，能更好地密封难以到达的穿孔部位。

5.2.1 使用油泥剂型材料进行穿孔修补

5型亲水性硅酸钙修补材料（参考第1章）属于半固态油泥剂型，硬度适中，具有良好的可塑性，与MTA水门汀的适用范围不同[16]。亲水性硅酸钙根管修补材料中的Biodentine®在使用前需要混合，而iRoot® BP Plus、EndoSequence® BC RRM™/ TotalFill® BC RRM™以及可以快速固化的iRoot® FS、EndoSequence® BC RRM™/ TotalFill® BC RRM™都是预混合材料，使用前无须任何处理。修补穿孔时为了实现均匀且无空隙的充填，需要对这些材料进行加压[15,76]。因此，医生最好能够在直视条件下修补穿孔，将材料输送至穿孔部位并将其压实。在临床上，这些油泥剂型材料常用于处理各类穿孔：根分叉，根的冠1/3、中1/3或根尖1/3，其操作步骤与使用MTA水门汀没有太大区别。

对于根分叉穿孔的修补，应在橡皮障隔湿下，打开髓腔，使用次氯酸钠溶液消毒，定位穿孔部位并确定大小[17,72]。建议使用胶原海绵或止血海绵作为屏障基质材料来控制出血和渗出，防止修补材料压入牙周组织[75]。医生需要特别注意长期存在的穿孔，因为这些穿孔通常与根分叉区域的骨吸收有关[74]。因此，

可能需要更多的基质材料才能在骨吸收区域形成稳固的屏障。最后使用棉球干燥髓腔，分次放置油泥剂型亲水性硅酸钙材料并压实，直至穿孔修补完成（图6.11）。如果使用快速固化的材料，则可一次完成穿孔修补和冠部修复。

如果使用放大设备可以很好地观察和到达穿孔部位，则用油泥剂型材料进行修补。使用橡皮障隔湿牙齿，开髓并消毒髓腔，确定穿孔的大小。接下来应以常规方式对根管进行清理成形，避免过度预备或冲洗液超出穿孔处[77]。干燥根管，封入抗菌糊剂（例如氢氧化钙或生物陶瓷类糊剂）进行消毒。如果使用临时封药材料，那么也应使用过渡性修复材料充填髓腔。在复诊时，隔湿患牙，打开髓腔，将根管重新清理、干燥，使用合适的工具将油泥剂型亲水性硅酸钙材料放置于穿孔部位，并用垂直充填器压实。清理多余的材料，根管内封氢氧化钙/生物陶瓷类糊剂，并暂封。建议再次就诊时完成根管治疗[17]。

5.2.2 使用可注射型材料修补穿孔

穿孔部位的可直视性和修补操作的可控性对穿孔修补的预后有重要影响[62]。尽管4型、5型油泥剂型亲水性硅酸钙材料的临床操作性和适用性优于MTA，但仍存在一些复杂的临床情况。即使在放大设备的辅助下，某些穿孔部位的修补（例如弯曲根管的根尖处穿

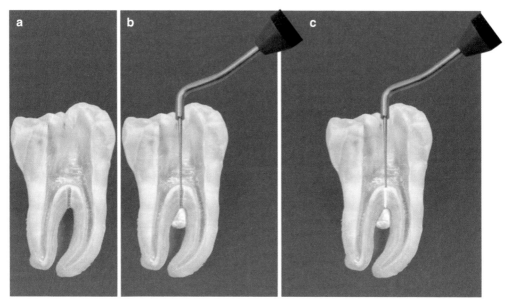

图6.11 （a）下颌磨牙根分叉穿孔的处理。（b）使用直径略小于穿孔的输送器将胶原海绵输送到根分叉区域作为基质屏障。（c）分次将油泥剂型亲水性硅酸钙材料输送至穿孔部位并压实。

孔）也很难在直视下操作，对于这种情况，可注射型根管修补材料优于油泥剂型材料。当遇到较小的根分叉穿孔或根管穿孔时，即使使用最小的充填器也很难将材料输送到位，此时糊剂型材料比油泥剂型亲水性硅酸钙材料更胜一筹。此外，研究表明，穿孔越小，骨吸收和牙周组织破坏的概率就越小[61-62]。因此，较小的穿孔通常不需要基质屏障材料，因为根尖周的组织压力足以防止修补材料的超填[70,78]（图6.12）。如果选择使用可注射型材料修补穿孔，在输送材料之前的所有临床操作步骤均与油泥剂型材料相同。

5.2.3 使用单尖或改良单尖充填技术修补穿孔

可流动性亲水性硅酸钙水门汀可用来成功修补根管穿孔[11,15]。但是，这些材料非常昂贵，在日常的临床诊疗中并未普及。研究表明，目前大多数根管治疗并发症由牙体牙髓专科医师处理，而非全科口腔医生[79-80]。然而，随着亲水性硅酸钙水门汀和单尖充填技术的逐渐普及[81]，全科口腔医生需要熟悉并掌握这些封闭剂的特性和临床适用范围。

BioRoot™ RCS、EndoSequence® BC Sealer™和TotalFill® BC Sealer™等亲水性硅酸钙材料不仅可以用作封闭剂，还可以用作注射式充填材料[82-83]。这些材料的主要特性（例如抗菌活性、生物相容性和生物活性）与根管修补材料相同[84]。因此，当不需要修补存在大范围牙本质缺损的根管穿孔或加固牙根时，或者当根管穿孔区域与牙周组织之间不存在广泛的连通时（例如根尖偏移和穿孔、牙

根侧方或带状穿孔），或者当操作困难且无法直视时，可使用上述材料[33,78]。

当带状或侧方穿孔发生在根中1/3或根尖1/3且位于根管弯曲部位或其根尖方向，而根尖狭窄的完整性未受到破坏时，不需要进行特殊的操作即可修补

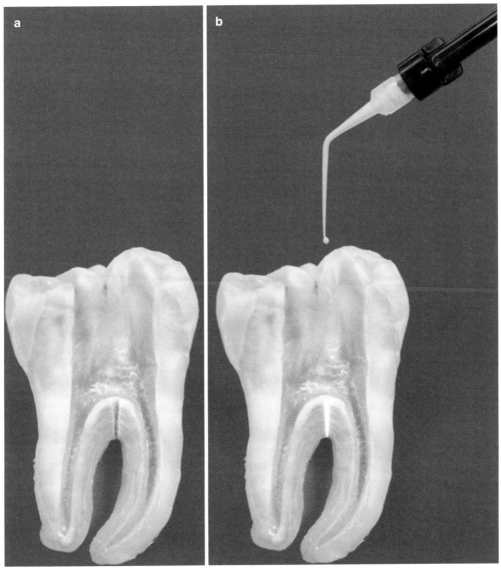

图6.12　（a）直径较小的根分叉穿孔。（b）使用可注射型根管修补材料进行修补。

穿孔。选择适当的冲洗液和冲洗技术对根管进行大量冲洗，干燥根管，试主牙胶尖。然后，使用可注射型亲水性硅酸钙水门汀配合主牙胶尖充填根管。可注射型材料良好的流动性配合主牙胶尖在根管内产生的液压可以确保封闭剂布满根管并且封闭穿孔（图6.13）。

全科口腔医生可以使用单尖充填技术来处理一些根管治疗并发症，能取得满意的临床效果（图6.14）。尽管一些临床病例已取得成功，但是仍需要更多的研究来证实这种技术的临床效果。

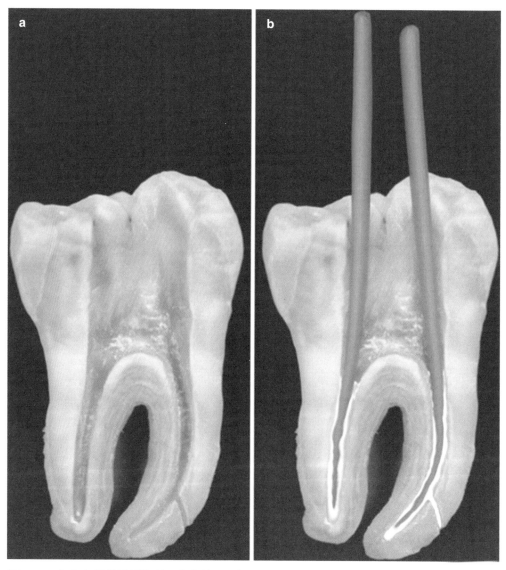

图6.13 （a）如果使用可注射型亲水性硅酸钙材料和单尖技术进行充填，则无须任何特殊的处理就可以封闭直径较小的侧方穿孔。（b）材料的高流动性和渗透性可确保良好的封闭性。

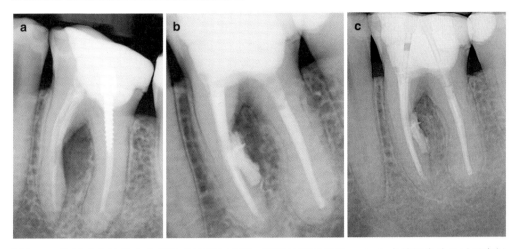

图6.14 使用改良的单尖充填技术处理左下第一磨牙的带状穿孔。（a）术前根尖片显示近中根存在带状穿孔和位于根分叉区域的大范围病变。（b）根管再治疗：使用传统方法进行根管清理成形，氢氧化钙封药1周。使用BioRoot™ RCS封闭剂和单尖充填技术充填根管。（c）根管再治疗后12个月，患牙无临床症状且根尖周病变明显愈合。

然而，如果根尖狭窄已破坏，需要对标准的单尖充填技术加以改良。首先选择合适的主牙胶尖，试尖并有回拉阻力感，使用无菌手术刀切除主牙胶尖的尖端2~3mm。当可注射型亲水性硅酸钙封闭剂输送至根管后，将主牙胶尖插入根管至距离工作长度2~3mm，主牙胶尖将封闭剂挤压至根管的所有不规则区域，具有抗菌性、生物相容性和生物活性的封闭剂可封闭根尖区域，这些封闭剂与牙周组织直接接触（图6.15）。这种改良的单尖充填技术操作简单，且不需直视下进行操作，因此在临床上很受欢迎。

研究表明，该技术可均质、严密地充填位于下颌磨牙弯曲根管根尖1/3的穿孔（图6.16）[58]。

6 牙根内、外吸收的处理

牙根内、外吸收存在多种病因[85-86]，包括牙髓坏死、牙外伤、正畸治疗、全口洁治、牙齿美白等临床操作[87-88]。牙根吸收的处理方式很大程度上取决于吸收的类型和位置[89]。根尖区只有少数外吸收能够观察到，牙根内吸收通常处理难度不大，牙颈部大范围外吸收的处理极具挑战。

MTA出现以前，氢氧化钙常用来处理各种类型的吸收[90-91]。然而，氢氧化钙存在多种缺点，因此使得亲水性硅酸钙材料广泛应用于牙根吸收的处理[15,92]。根据外吸收的类型，可以选择可注射型或半固体型生物陶瓷材料进行修补。这些材料用于修补牙根炎性外吸

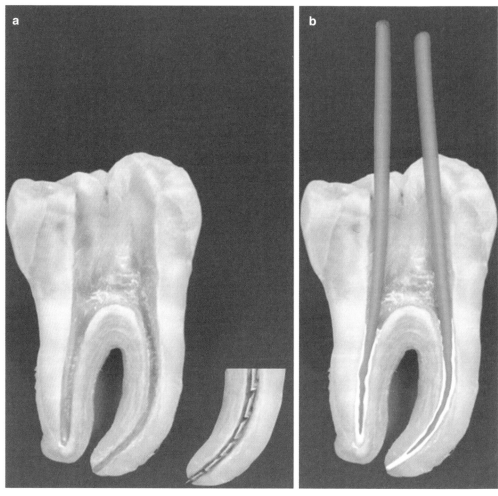

图6.15 （a）较小的根管器械造成根尖区意外穿孔。（b）采用改良的单尖充填技术配合亲水性硅酸钙封闭剂进行修补。

收、牙根内吸收以及根管内穿孔（图6.17）。牙颈部外吸收的修补最好选择快速固化型生物陶瓷材料，以避免材料被体液冲刷掉[15,93–94]。

　　研究表明，根尖周炎患牙常伴有广泛的炎性根尖外吸收，常规根尖片上很难识别[95–96]。吸收病损通常从牙根的尖端向根尖狭窄进展，进而在根尖形成火

山口样缺损，破坏天然的根尖止点。这些吸收的根尖在形态上类似未发育完成的根尖或根尖穿孔。如果选择常规根管充填技术，在试主牙胶尖过程中尽管能获得回拉阻力感，但是仍然可能无法封闭某些吸收区域（图6.18）。

　　在这种情况下，可以使用可注射型生物陶瓷材料或配合改良的单尖充

填技术，通过生物陶瓷材料充填根尖
1~2mm。

可以使用4型或5型亲水性硅酸钙
水门汀修补穿孔性或非穿孔性的牙根
内吸收[15]。治疗应在充分麻醉和橡皮障
隔湿下进行。常规开髓，根管预备，次
氯酸钠大量冲洗并且配合声波/超声荡
洗[97]。纸尖干燥根管和吸收缺损部位，
使用氢氧化钙或生物陶瓷临时消毒剂封
药，以在两次就诊之间消毒根管。建议

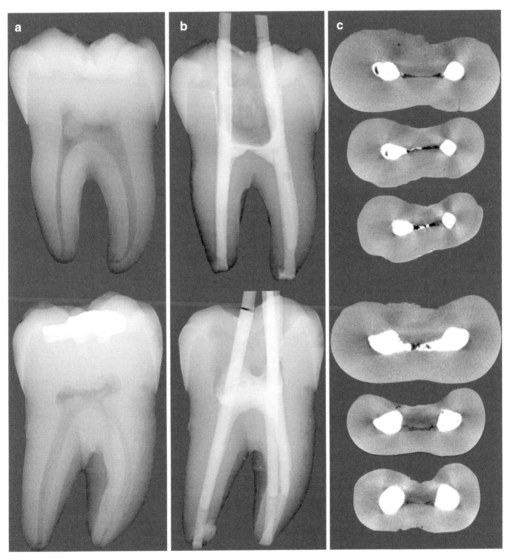

图6.16 （a）下颌磨牙弯曲根管根尖穿孔的修补。（b）使用BioRoot™ RCS作为结合改良的单尖
充填技术，拍摄根尖片评估充填质量。（c）根管冠部、中部和根尖1/3的显微CT横截面图像（从
上到下）显示根充均质、严密。

使用预混合生物陶瓷临时消毒剂，这些材料的流动性好，更容易注射到根管内的吸收缺损部位[98]，并且由于添加剂降低了材料对牙本质的粘接力，因此这些预混合生物陶瓷消毒剂比使用前需要调拌的消毒材料更容易被去除[99]。然后，使用临时充填材料封闭髓腔，以保护根管内消毒材料。再次就诊时（通常在1周后），首先放置橡皮障，去除临时充填物，使用柠檬酸冲洗去除根管中的氢氧化钙或生物陶瓷临时消毒材料[100]，然后再次清理根管。使用吸潮纸尖干燥根管和吸收缺损部位。如果选择使用Biodentine®、iRoot® BP Plus、

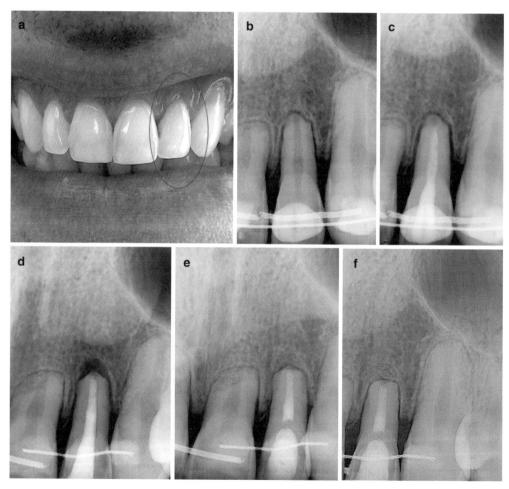

图6.17　左上颌侧切牙外伤2周后拍摄的口内照片（a）和根尖片（b）。患牙咬合和叩诊轻度敏感，热测无反应。正畸治疗后可见牙根明显吸收。常规进行根管清理成形，氢氧化钙糊剂封药1周（c），复诊时患牙咬合轻度不适，根尖片显示患牙根尖周透射影范围扩大，重新封药2周（d）。2周后患牙无症状，使用Hemocollagene作为基质屏障材料，Biodentine®充填整个根管（e）。随访6个月后，患牙无任何临床症状（f）。

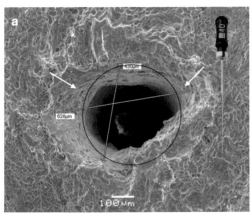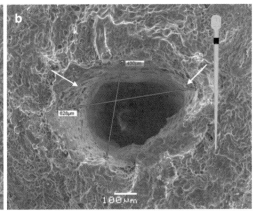

图6.18　下颌磨牙近中根根尖表面的扫描电镜图像，可见明显的炎性根尖外吸收。火山口样缺损破坏了根尖狭窄的完整性，根管的横截面形态也不规则。如果将根管扩大到40号（a），40号主牙胶尖可到达工作长度并伴有回拉阻力感（b）。常规根管充填后，封闭剂将充填某些不规则的吸收区域（箭头所示）。随着时间的推移，这些区域的封闭剂会被逐渐吸收，破坏根尖封闭性。

EndoSequence® BC RRM™或TotalFill® BC RRM™油泥剂型材料修复吸收缺损部位，首先，需要利用牙胶尖和封闭剂充填吸收缺损部位以下的根管。然后，使用恰当的器械将修补材料输送至吸收损部位，并用充填器轻轻压实。如果选择使用生物陶瓷封闭剂修补吸收缺损部位，则可以通过注射充填整个根管系统（包括吸收缺损部位）。拍摄根尖片以检查修补材料放置的位置和充填质量（图6.19）。最后，根据临床具体情况进行临时修复或永久修复。

在临床上，修补牙颈部大范围外吸收所导致的缺损非常具有挑战性[85]。当大范围的吸收缺损导致牙髓炎以及吸收部位继发感染时，根管治疗术结合手术修补牙根是挽救牙齿的唯一有效方案[101]。但是，如果牙颈部外吸收缺损范围过大，拔牙可能是唯一的选择[86]。如果手术有良好的视野，可以直视吸收缺损区域，则推荐使用4型或5型亲水性硅酸钙材料。这些材料易于放置到缺损部位，并且具有良好的生物相容性、粘接性和亲水性，目前是临床上首选的修补材料。快速固化油泥剂型材料效果更好，可降低材料被体液冲刷掉的风险[94]。有研究对治疗后的牙颈部外吸收病例进行长期随访，结果显示牙周组织愈合，并且可获满意的美学效果，不会造成牙齿组织着色[101-102]。

7　根管外科手术

当根管治疗失败，并且非手术根管再治疗也未取得成功或不可行时，则需要进行根管外科手术[103]。然而，由于口腔种植医学的快速发展，根管外科手术与种植牙相比变得不那么受欢迎。一些临床研究认为种植牙的预后优于根管再治疗。但是，高质量临床研究却得到不同的结论——根管再治疗的治疗效果并不比种植牙差[104]。

当MTA作为根管外科手术中的倒充填材料时，可取得很高的临床成功率[105]。然而，由于MTA存在一些缺陷，近年来4型和5型亲水性硅酸钙材料在根管外科手术中逐渐得到广泛应用[13,106]。近期研究表明，4型和5型亲水性硅酸钙材料具有良好的生物学特性和临床操作性，用于根管外科手术时可取得与MTA相似的成功率[107-108]（图6.20）。

暴露和切除根尖后，选择恰当的超声工作尖，沿牙根长轴的方向进行根管倒预备，深度为3～5mm[109-110]。准备好倒充填材料，使用合适的器械将其输送至已制备的根尖窝洞中。临床上常用的输送器械包括：Lucas刮匙（Hu-Friedy Mfg. Co., Chicago, IL, USA）、MAP系统（Produits Dentaires SA, Vevey, Switzerland）、Dovgan输送器（Vista Dental Products, Racine, WI, USA）。使用具有良好生物相容性和生物活性的亲水性硅酸钙材料可以取得严密的封闭效果，可有效防止细菌及其代谢产物在根管系统与牙周组织之间渗漏，促进根尖周组织愈合。为防止根尖倒充填材料被体液冲刷掉，Biodentine®、iRoot® FS、EndoSequence® BC RRM™和TotalFill® BC RRM™等快速固化油泥剂型材料优于固化速度较慢的油泥剂型材料[111]（图6.21）。如果使用固化速度较慢的油泥剂型材料，倒充填完成后不能冲洗术区，否则可能导致材料移位、溶解。建议使用无菌湿棉球轻柔地去除多余的倒充填材料，然后将组织瓣复位、缝合。

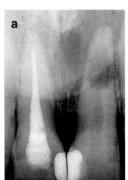 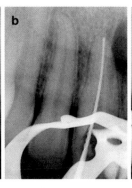 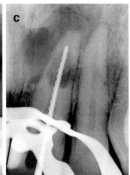 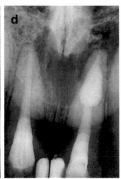

图6.19　（a）左上颌中切牙由于牙根内吸收导致穿孔和周围组织破坏。右上颌中切牙伴有根尖周炎。（b，c）右上颌中切牙进行根管再治疗，左上颌中切牙进行根管清理成形，氢氧化钙封药1周。（d）使用BioRoot™ RCS封闭剂配合大锥度牙胶尖充填左上颌中切牙根管；使用TotalFill® BC RRM™封闭剂充填右上颌中切牙的根管和吸收缺损部位。

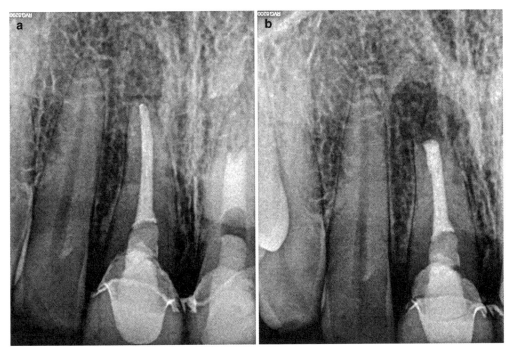

图6.20　（a）患牙曾进行根管再治疗和冠修复，随后根尖周炎复发。（b）根尖切除后，使用超声工作尖进行倒预备，并使用TotalFill® BC RRM™快速固化油泥剂型材料进行倒充填。（该病例由Antanas Blazys博士提供）

8　结论

多年以前，MTA的出现改变了根管治疗并发症的处理、活髓保存治疗以及牙髓再生治疗的策略与标准。然而，MTA的一些缺点增加了临床应用难度。近年来，4型和5型亲水性硅酸钙材料已逐渐取代MTA及其改良后的配方材料，成为处理根管治疗并发症的首选材料。油泥剂型或膏剂型亲水性硅酸钙修补材料已得到广泛研究，其临床效果以及相比波特兰水门汀配方材料的优势也得到验证。大量科学证据表明，新型亲水性硅酸钙材料可以取代MTA用于处理根管治疗并发症。

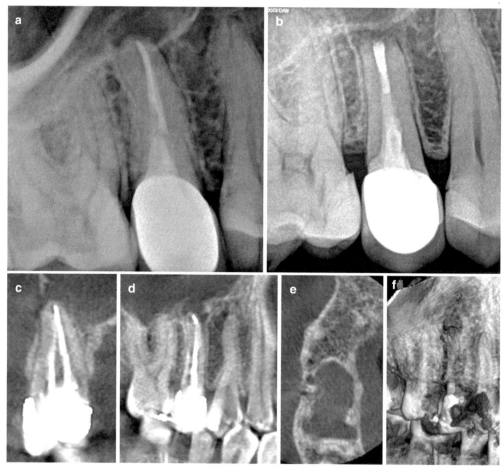

图6.21 （a）患牙3年前曾进行根管治疗和冠修复，根尖片显示患牙伴有根尖周炎。（b）进行根管外科手术，使用TotalFill® BC RRM™快速固化油泥剂型材料进行倒充填。（c~f）术前CBCT显示，根管治疗质量较差，根尖周病变范围较大。（该病例由Antanas Blazys博士提供）

第7章 生物陶瓷材料在儿童牙髓病治疗中的应用

Bioceramic Materials in Pediatric Dentistry

Luc C. Martens, Sivaprakash Rajasekharan

1 引言

美国牙医协会（ADA）将儿童牙医学定义为"为婴儿、儿童（包括有特殊保健需求的婴幼儿）提供初级、全面的预防性、治疗性口腔保健服务的专业"。ADA将牙髓病学定义为"关注人类牙髓与根尖周组织的形态、生理与病理的牙医学亚专业，其研究与实践涵盖了基础及临床医学，包括正常牙髓的生物学，以及牙髓、相关根尖周组织的疾病与外伤的病因、诊断、预防及治疗"。本章将根据以上定义，探讨儿童牙医学中所涉及的牙髓治疗技术。

在过去数十年中，全球范围内的牙科医生使用具有半抗原性的产品处理乳牙列的牙髓，例如Buckley率先使用

L. C. Martens (✉) · S. Rajasekharan
Department of Paediatric Dentistry, School of Oral
Health Sciences, Ghent University, Ghent, Belgium
e-mail: luc.martens@ugent.be; Sivaprakash.
Rajasekharan@ugent.be

的甲醛甲酚和在部分国家使用的碘仿糊剂。因为碘仿糊剂具有抗菌活性并且可以吸收，曾经大受欢迎[1]。三氧化矿物聚合体（MTA）以及近年来出现的几种新型亲水性硅酸钙水门汀已被用于乳磨牙的牙髓切断术。近年来，对于年轻恒磨牙的深龋病损，传统治疗方法已逐渐被一种更微创（即符合生物学）的治疗方法所取代。由于传统治疗方法要求去净所有龋坏牙本质，因此增加了牙髓暴露的风险，然而微创治疗方法建议保留近髓处薄层感染牙本质，并使用亲水性硅酸钙水门汀覆盖牙本质。年轻恒切牙外伤露髓的治疗方法也发生了类似的变化。在过去数十年中，氢氧化钙常用于间接与直接盖髓、牙髓切断术、根尖诱导成形术/根尖屏障术。然而近年来，由于亲水性硅酸钙水门汀具有良好的生物相容性，已逐渐取代氢氧化钙成为以上治疗方法的首选材料。

硅酸钙水门汀在乳磨牙深龋、年轻

恒牙深龋和外伤治疗中得到了广泛的关注与应用。这些水门汀具有亲水性，其中一些是自固化材料，其物理、化学特性适合用于牙髓治疗。

2 乳牙的牙髓治疗

乳牙的牙髓在组织学上与恒牙的牙髓相似。乳牙的牙髓治疗是儿童总体治疗计划的一部分，尤其是在龋病/牙外伤风险高的群体中。牙髓治疗前需要准确诊断牙髓的状态，包括牙髓是否有活力、是否伴有炎症或坏死。在80%的龋源性露髓的乳牙中，临床和影像学检查显示炎症仅局限于冠部牙髓，这种情况主要被称为慢性冠髓炎。表7.1总结了乳牙的不同临床表现及相应的牙髓状态[2]：

无论是对于微创的治疗（部分去龋、间接盖髓术）、折中的侵入性治疗

表7.1 乳牙的不同临床表现及相应的牙髓状态

临床表现	牙髓状态
健康牙髓	可见于外伤露髓或窝洞预备时意外穿髓。如果处理妥当，牙髓仍可以保持健康
深龋	深龋在牙髓暴露前就可造成牙髓炎症，特别是邻面深龋。 根据患者的症状和在治疗过程中的出血量，可判断牙髓炎症是可逆转的或不可逆转的
龋源性露髓	牙髓部分或全部伴有炎症，也可能已经坏死
牙髓部分或全部坏死	可能是由未经治疗的龋齿或外伤露髓所致

表7.2 乳牙的牙髓治疗技术[a]（改编自Duggal和Nazzal的研究[2]）

治疗技术	操作步骤	适应证
部分去龋	去除大部分龋坏牙本质。使用玻璃离子垫底，生物陶瓷材料覆盖脱矿的牙本质，使用临时充填体修复患牙	深龋病损，龋坏牙本质近髓但是没有露髓。没有牙髓炎的临床或影像学表现
间接盖髓术	去除几乎所有龋坏牙本质。使用玻璃离子覆盖牙本质	深龋病损，龋坏牙本质近髓但是没有露髓。没有牙髓炎的临床或影像学表现
直接盖髓术	不去除暴露的牙髓组织。使用生物陶瓷材料覆盖露髓点	牙体预备时意外露髓或外伤露髓，露髓孔较小，几乎没有污染
部分牙髓切断术	去除表层牙髓。生物陶瓷材料应直接接触牙髓创面组织，而不是接触牙髓血凝块	健康牙髓的意外露髓；龋源性露髓–部分慢性牙髓炎
冠髓切断术	去除冠部牙髓直至根管口水平	龋源性露髓–牙髓炎、部分或冠部慢性牙髓炎、边缘嵴破损

[a]牙髓摘除术未列入表中，因为这种技术适应证非常局限。从临床的角度来看，如果患牙存在累及整个牙髓的不可复性牙髓炎、牙髓坏死或急性感染，可以考虑牙髓摘除术。但是，还需要考虑很多因素（参考下文）。如果第二前磨牙先天缺失，但由于正畸原因需要保留第二乳磨牙，则可以考虑进行牙髓摘除术[2]。

图7.1　乳磨牙的牙髓治疗示意图。（经Wiley-Blackwell授权转载）

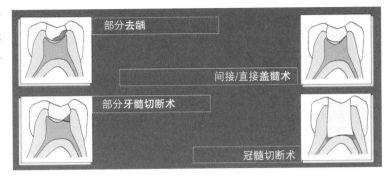

（直接盖髓术），还是对于彻底的治疗（部分牙髓切断术或冠髓切断术），理解牙髓对龋病的反应以及正确地解读患牙的症状都至关重要（表7.2和图7.1）。

在牙髓治疗的决策过程中，医生需要考虑以下因素：

- 牙髓状态的诊断。
- 咬合。
- 患者的依从性。进行常规治疗，还是需要镇静/全身麻醉？
- 患者的全身及口腔健康。
- 患者及父母的积极性和知情同意。
- 患者的患龋风险。
- 乳牙根方恒牙胚损伤/感染的风险。
- 牙髓治疗对患者健康的影响，例如对于患有先天性心脏病或接受心脏手术的儿童，有患感染性心内膜炎的风险。
- 牙髓治疗对乳牙根方恒牙胚的影响。

以上这些因素有助于医生决定保留还是拔除患牙[2]。

2.1　部分去龋和间接盖髓术

在部分去龋过程中，首先去除软化的龋坏牙本质，然后使用玻璃离子覆盖牙本质，使用半永久性充填材料完全充填患牙。术后3~6个月形成的继发性牙本质，将降低二次去龋时牙髓暴露的风险[3-4]。然而，不建议将该技术作为儿童乳磨牙深龋的首选治疗方法，因为二次去龋时需要再次进行局部麻醉。如果诊断为可逆性牙髓炎，则必须考虑患者单次就诊可以完成的间接盖髓术。去除几乎所有的龋坏牙本质，使用亲水性硅酸钙水门汀覆盖牙本质，再进行永久性修复。

2.2　直接盖髓术

直接盖髓术是使用药物覆盖暴露的活髓组织。多年以来，氢氧化钙是直接盖髓术的首选药物。研究表明，牙髓炎症在牙髓暴露前就已出现[5-6]。乳磨牙的牙本质小管粗大，细菌可通过牙本质小管进入牙髓，在临床上发现牙髓暴露之前就引起炎症。因此，如果是去龋过程中造成的牙髓暴露，则不应考虑直接盖髓。可以考虑在乳牙上直接盖髓的唯一适应证是外伤性露髓，而不是由龋齿引起的露髓[7]。目前，亲水性硅酸钙水门汀是直接盖髓术的首选材料[8-9]。

2.3　部分牙髓切断术

当健康牙髓组织在去龋过程中暴露的部分发生慢性牙髓炎的情况下，部分牙髓切断术是首选治疗方法。需要注意的是，医生必须确定牙髓的炎症范围仅局限在穿髓点附近。必须排除冷、热刺激后疼痛持续的病史或其他不可复性牙髓炎相关病史，并且在进行部分牙髓切断术后，牙髓组织的出血程度正常。用湿棉球轻轻压迫暴露的牙髓组织，必须能够成功止血。如果牙髓组织无法止血，建议进行冠髓切断术。亲水性硅酸钙水门汀是部分牙髓切断术或冠髓切断术的理想盖髓剂[10-11]。

2.4　牙髓切断术、盖髓剂、组织反应和治疗结果

牙髓切断术是乳牙龋源性露髓最常用的活髓保存技术。根据美国儿童牙医学会（AAPD）的定义，牙髓切断术是指去除感染或炎性牙髓组织，使用药物覆盖牙髓创面，保留剩余的活髓组织，从而保存（全部或部分）根部牙髓的活力和功能[12]。牙髓切断术的基本原理是基于以下假设：细菌入侵引起的炎症仅局限于冠髓的浅表部分，而根髓组织仍保持正常活力和功能。牙髓切断术的主要目的是使牙齿保持功能状态（包括咀嚼、发音、吞咽和美观），使其可以在乳牙和年轻恒牙组成的混合牙列中发挥作用[13]。

临床上应尽量避免对乳牙进行牙髓摘除术，否则可能会增加乳牙下方恒牙胚的感染风险。此外，乳牙副根管数量多并且难以寻找合适的可吸收材料[14]。如上所述，牙髓摘除术适应证较为局限，并且即便是在适合的病例中，也不能在牙髓摘除术完成后使用亲水性硅酸钙水门汀充填根管，因为这种材料不可吸收[15]。

理想的直接盖髓剂必须具有杀菌作用，促进根髓的愈合，生物相容性好，为牙本质-牙髓复合体提供相对稳定的环境，促进牙本质-牙髓复合体的再生，并且不影响牙根的生理性吸收过程[13,16]。使用盖髓剂覆盖髓室底至关重要，以确保封闭与根分叉交通的副根管。

数十年来，氢氧化钙被用作理想的盖髓剂。然而，研究认为氢氧化钙在乳牙中临床结果较差，最常见的失败原因

是牙根内吸收[17]。这可能是因为大多数乳牙在进行牙髓治疗时，牙髓组织处于慢性炎症状态，而氢氧化钙对炎性牙髓没有促进愈合的作用。因此，氢氧化钙不能用作乳牙牙髓组织的盖髓剂。

甲醛甲酚（例如Buckley配方）作为乳牙盖髓剂曾在世界范围内使用了很多年，其缺点是生物相容性差、药物渗漏，并且使牙髓处于亚稳态，没有促进牙髓愈合的作用，成功率为50%~95%。目前，国际癌症研究机构（IARC）已将甲醛甲酚归类为致癌物[18]，因此在牙髓治疗中禁止使用甲醛甲酚。

目前一些制造商已开发出各种碘仿糊剂来替代甲醛甲酚。碘仿糊剂具有长期的杀菌作用，与甲醛甲酚相比，

不会扩散到根分叉或根尖周区域，因此毒性很小甚至没有毒性，成功率为87%~95%[19]。研究发现，一种快速固化的氢氧化钙-碘仿-硅酮糊剂的临床成功率为100%，影像学成功率为97%[20]。

在过去的10年中，由于盖髓剂具有细胞诱导能力，可以补充丢失的细胞或诱导现有细胞分化为硬组织形成所需的要素，因此也被用于牙髓再生治疗中。但是，碘仿糊剂既不能诱导组织再生，也不具有生物诱导性。因此，牙髓治疗的趋势是使用生物活性材料来促进牙髓愈合，保留患牙。自亲水性硅酸钙水门汀出现并在牙髓治疗中取得成功后，已逐渐取代甲醛甲酚。

一项研究比较了MTA（ProRoot Dentsply）和甲醛甲酚用于牙髓切断术

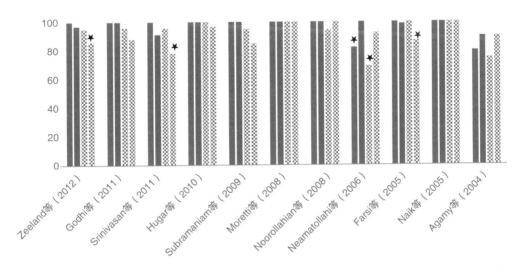

■MTA临床成功率（%）　■甲醛甲酚临床成功率（%）▨MTA影像学成功率（%）▨甲醛甲酚影像学成功率（%）

图7.2 多项研究比较了甲醛甲酚与MTA用于乳磨牙牙髓切断术的临床及影像学成功率。星号表示结果之间在统计学上存在显著差异。

的效果。该研究纳入了46名7岁儿童的60颗患牙。术后随访24个月，临床和影像学成功率没有显著差异，表明MTA可替代甲醛甲酚[21]。另一项研究也比较了甲醛甲酚与MTA（Angelus）用于牙髓切断术的效果。该研究纳入了23名儿童（5~9岁）的45颗患牙，取得了类似的结果。但是，在MTA组中，29%的病例可见牙本质桥形成[22]。近期发表的一篇系统综述认为MTA是首选的盖髓剂[23]。尽管目前证据有限，但是MTA已被广泛用于乳磨牙的活髓切断术[24]。图7.2展示了一些比较甲醛甲酚与MTA的临床研究[22,25-33]。从该图可以初步得出结论，MTA的临床结果至少等于或稍好于甲醛甲酚的临床结果。

除了MTA以外，乳牙牙髓切断术也可以考虑使用其他亲水性硅酸钙水门汀。可以根据硅酸三钙的来源分为波特兰水门汀衍生物（MTA及其各种配方）或实验室合成的硅酸钙水门汀（Biodentine™、BioAggregate、Endo-Sequence和iRoot BP）。实验室合成的亲水性硅酸钙材料与MTA的初始配方具有不同的特性，包括去除铝元素、添加其他X线阻射剂、最小化颗粒尺寸以及加入增强物理性能的添加剂。Biodentine™的合成采用上述改进措施，下文将比较Biodentine™与MTA在牙髓治疗中的临床效果。

Biodentine™是一种基于亲水性硅酸钙的无机非金属水门汀，制造商宣称为"一种具有生物活性的牙本质替代物[34]"。Biodentine™与同类材料相比具有更好的物理和生物学特性，例如操作简便、固化时间快、抗压强度高、密度高、孔隙率低以及诱导修复性牙本质的形成[35-42]。

第一项比较Biodentine™与ProRoot® White MTA在乳磨牙牙髓切断术中临床效果的随机临床试验（RCT），纳入了平均年龄为（4.79±1.23）岁的58名患者（82颗牙齿，活髓且没有自发痛史或肿胀史）[43]。将患牙随机分为3组［Biodentine™、ProRoot® White MTA（WMTA）和Tempophore™］。术后6个月、12个月和18个月，对82颗牙齿均进行临床和影像学随访。18个月后，对46名患者的69颗牙齿进行随访。Biodentine™、ProRoot® WMTA和Tempophore™组的临床成功率（括号内表示影像学成功率）分别为95.24%（94.4%）、100%（90.9%）和95.65%（82.4%），差异并不显著。实验组之间根管钙化的发生率存在显著差异，与WMTA组相比，Biodentine™组在术后6个月（$P=0.008$）和18个月（$P=0.003$）根管钙化的发生率更高。图7.3展示了该RCT研究中一个典型病例。18个月后的随访显示，Biodentine™组与WMTA组或Tempophoore™组相比，根管钙化率的发生无显著差异。

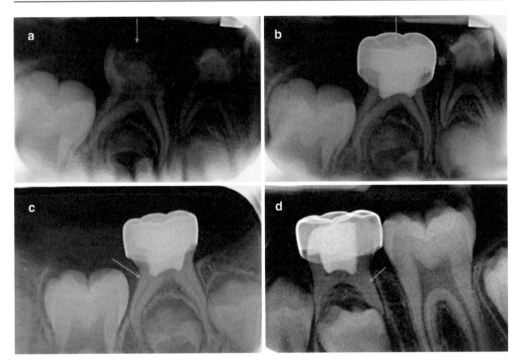

图7.3　该病例中使用Biodentine™作为乳磨牙盖髓剂，术后随访18个月。（a）术前根尖片（箭头所示）。（b）术后即刻拍摄的根尖片（箭头所示）。（c）牙本质桥形成（箭头所示）。（d）根管钙化（箭头所示）。

其他一些比较MTA与Biodentine™效果的临床研究[43-52]，成功率为60%～100%（图7.4）。除一项研究以外[50]，两种亲水性硅酸钙水门汀的临床成功率均高于90%。

2.5　临床操作步骤

医生必须按照以下步骤进行临床操作：

- 局部麻醉。
- 上橡皮障。
- 使用金刚砂车针在大量水冷却下去龋和开髓。

- 使用无菌车针或无菌挖匙去除冠髓。
- 检查根管口。
- 常规使用湿棉球略微加压来进行止血。其他可用的止血材料包括氢氧化钙粉末或纤维素颗粒。如果5分钟内不能止血[17]，则认为根管内的牙髓组织已被感染，应考虑摘除全部牙髓（参考上文）。
- 牙髓创面上至少覆盖2mm厚的盖髓剂。
- 当使用ProRoot MTA作为盖髓剂时，MTA上方还需要使用其他材料进行充填。当Biodentine™作为盖髓剂时，可以填满整个髓腔，甚至可以用作临

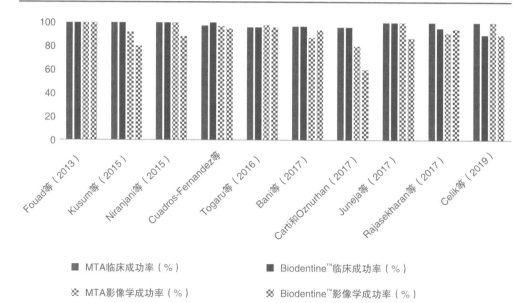

图7.4　多项研究比较了MTA与Biodentine™用于乳磨牙牙髓切断术的临床及影像学成功率，两种材料之间没有观察到显著差异。

时充填物。这是Biodentine™与其他亲水性硅酸钙水门汀相比的主要优势之一。其他几种亲水性硅酸钙水门汀也可用于临时充填，其操作步骤取决于所用水门汀的类型。

• 可采用粘接树脂或金属预成冠完成最终修复。

在操作过程中，医生需要注意的是，牙髓的愈合并不仅仅取决于特定类型盖髓剂的所谓刺激诱导作用，还与盖髓剂和永久性修复材料的生物封闭性（防止整个修复界面的即刻和长期微渗漏）具有直接关系[53]。金属预成冠可保护下面的牙髓，避免渗漏，对于龋源性露髓牙齿的活髓保存治疗取得长期成功至关重要[54–55]。金属预成冠的使用提高了牙髓切断术的成功率。如果要选择

MTA作为盖髓剂，则需要注意术后牙齿变色现象，特别是含有氧化铋的MTA会导致牙齿变灰。含有其他种类阻射剂的MTA或亲水性硅酸钙水门汀，则不会或几乎不会引起牙齿变色[56]。

3　年轻第一恒磨牙深龋的处理

以往对于深龋的治疗常按照激进的"预防性扩展"原则，即完全去除龋坏牙本质。近年来，由于"粘接性"牙科材料的出现，微创牙科治疗和选择性去龋的理念已逐渐深入人心。在过去的20年中，随着亲水性硅酸钙水门汀的发展，生物性治疗策略也逐渐受到关注。

深龋是指影像学上深达牙本质内1/3或1/4并伴有牙髓暴露风险的龋

损[57]。临床上很难评估龋损的深度和剩余牙本质厚度[58]。有关深龋的最新研究支持相对保守的治疗策略，建议保留近髓的薄层感染牙本质并覆盖亲水性硅酸钙水门汀[57]。这种保守的治疗策略降低了牙髓暴露的风险，有利于牙髓愈合。此外，龋源性露髓患牙的治疗策略也在发生变化，应尽量避免摘除全部牙髓，而是采用活髓保存治疗（例如部分牙髓切断术和冠髓切断术）。MTA和其他亲水性硅酸钙材料的出现，使得保守的治疗策略能够取得可预测的组织学和临床效果[59]。

保留的治疗策略对于年轻第一恒磨牙深龋的治疗尤为重要，可以避免儿童接受侵入性牙髓治疗。图7.5中展示了一例10岁男童左下第一恒磨牙和右下第一恒磨牙的活髓保存治疗病例。操作步骤与上文介绍的乳磨牙完全一致。左下第一恒磨牙进行了冠髓切断术，而右下第一恒磨牙进行了间接盖髓术，均使用Biodentine™作为盖髓剂。Biodentine™作为临时充填物可在口内保留至少6个月[60]，然后在第二次就诊时完成永久性修复；也有学者建议一次性完成盖髓和永久性充填。Biodentine™的固化时间（制造商认为最长为12分钟）至关重要，但是近期研究显示，Biodentine™盖髓3分钟后，即可在其上方进行永久性粘接修复[61]。

4 年轻恒牙外伤的牙髓切断术

冠折露髓占牙外伤的18%～20%，大多数发生于年轻的恒中切牙[62]。由于牙外伤可能会使暴露的牙髓组织产生变化，因此恢复年轻恒牙的生理和功能是医生需要面对的临床挑战之一[63]。年轻恒切牙外伤后的治疗策略是通过维持牙髓活力来促进根尖继续发育完成，从而使整个牙根持续发育[64]。当年轻恒切牙由于外伤而露髓后，是否符合活髓保存治疗（例如直接或间接盖髓术、部分牙髓或冠髓切断术）的适应证，取决于患牙外伤与治疗之间的间隔时间、牙根的发育程度和露髓孔的大小[65]。外伤牙髓的组织学检查显示，48小时内炎症反应的深度距离穿髓孔不超过2mm[66]。因此，如果在外伤48小时内对患牙进行处理，则可以成功去除2mm的炎性牙髓组织，从而保留根部健康的牙髓组织。

对于牙髓再生治疗，定义牙髓再生的真正含义至关重要。当牙髓组织仍保持活力时，通过使用亲水性硅酸钙水门汀覆盖活髓组织，可以修复牙本质-牙髓复合体。将根尖周的血液引流进入根管内，并且使用亲水性硅酸钙水门汀（使用或不使用支架）覆盖血凝块，从而恢复牙齿的血运，可以促进新的牙体组织形成[67]。因此，年轻恒切牙外伤的治疗目的是修复牙本质-牙髓复合体。图7.6展示了上颌中切牙外伤露髓

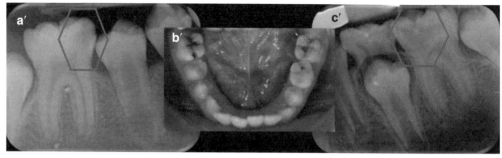

图7.5 （a）10岁男童右下第一恒磨牙（a′）和左下第一恒磨牙（c′）的临床图片（b′）与影像学图像（a′，c′）显示深龋近髓，其中左下第一恒磨牙的深龋已累及牙髓。（b）左下第一恒磨牙的临床图片（a′）和影像学图像（b′）。首先进行牙髓切断术，使用Biodentine™盖髓（c′），然后进行即刻粘接修复（d′）。（c）右下第一恒磨牙深龋病损（a′，e′）；备洞（b′）；使用Biodentine™间接盖髓（c′，f′），然后即刻进行粘接修复（d′）。（d）从初诊到术后18个月随访时拍摄的根尖片（a′~f′）显示牙本质桥（c′）或大量的硬组织（f′）形成以及根尖继续发育（c′，f′）。

病例的处理。

图7.7展示的是另一例上颌中切牙

外伤露髓病例的处理。　名7岁女童在操场上运动时发生牙外伤，诊断为右上

c

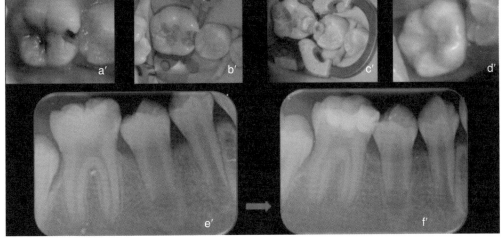

d

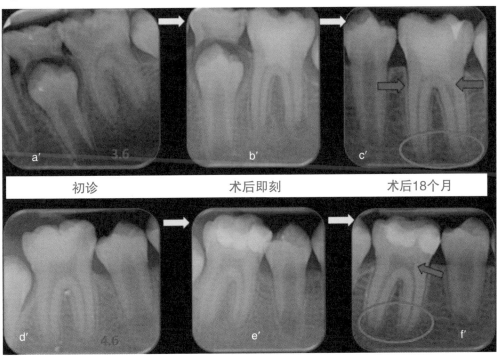

图7.5（续）

中切牙牙釉质牙本质折断伴有露髓（图
7.7a）。由于患者严重恐惧，因此当天
不能在局部麻醉下进行治疗。第二天在
全身麻醉下进行治疗。首先使用无菌

a

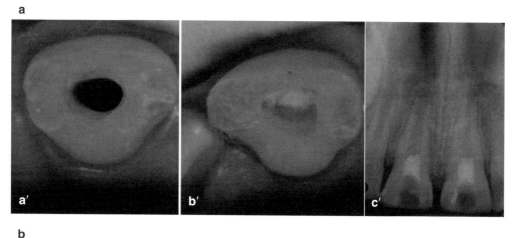

b

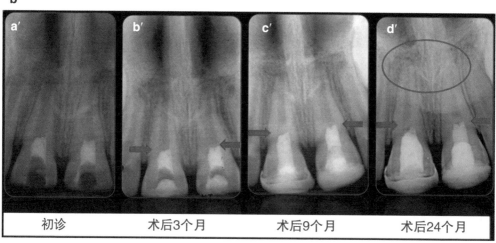

| 初诊 | 术后3个月 | 术后9个月 | 术后24个月 |

图7.6　（a）两颗上颌中切牙在外伤露髓后进行牙髓切断术。进一步开髓，去除髓室内的牙髓（a′），止血后使用MTA覆盖牙髓组织创面（b′），拍摄根尖片（c′）。（b）术后随访24个月拍摄的根尖片（a′～d′）显示牙本质桥初步形成（b′）、牙根延长（c′）、根尖发育完成（c′，d′）。（来源：R. Cauwels，Dept Paed Dent，UGent）

高速金刚砂车针在大量水冷却下进一步打开髓腔，去除髓腔内的牙髓组织直至釉牙骨质界（冠髓切断术）。由于患牙外伤超过24小时，因此不符合直接盖髓术或部分牙髓切断术的适应证。使用湿棉球压迫止血，Biodentine™覆盖牙髓组织创面并用作临时充填物。术后即刻拍摄的根尖片显示患牙根尖未发育完成，在舌隆突水平可观察到Biodentine™充填物。术后3周进行复合树脂永久性修复。术后6个月、12个月、18个月、24个月、48个月随访，进行临床（包括牙髓活力）和影像学检查（图7.7b）。在整个随访期间，患者未出现任何不适症

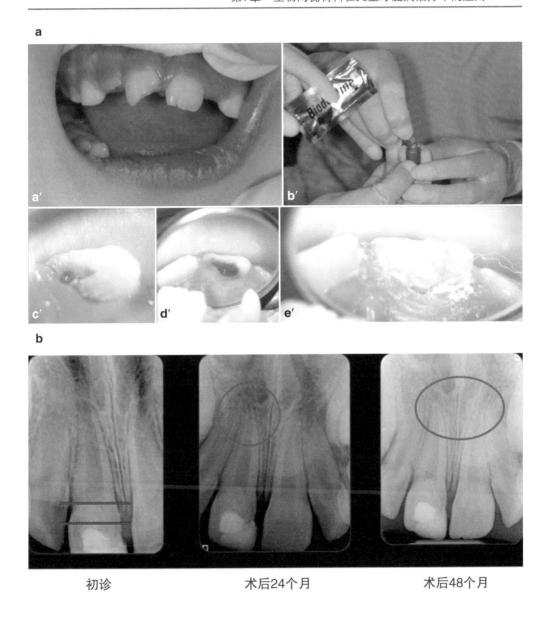

初诊　　　　　　　　术后24个月　　　　　　术后48个月

图7.7　（a）7岁女童上颌中切牙因冠折露髓（a′、c′）；进一步打开髓腔（d′），进行牙髓切断术，然后使用Biodentine™盖髓（b′、e′）；Biodentine™也可用作临时充填物。（b）术后随访48个月，根尖片显示患牙根尖已完全形成。

状。患牙的牙髓组织仍保持活力，并且未观察到牙冠变色。影像学检查显示，术后18个月随访时患牙根尖已发育完

成，术后24个月和48个月随访进一步证实患牙根尖已发育完成。

5　结论

近年来，随着我们对于牙本质–牙髓复合体及其分子生物学的不断深入理解，以及新材料的不断出现（尤其是亲水性硅酸钙水门汀材料），乳牙和年轻恒牙的深龋以及年轻恒牙外伤的治疗模式已经在发生转变。在儿童牙髓病治疗中，亲水性硅酸钙材料是首选的盖髓剂，并且可以取得最佳的临床效果。